U0219971

The Clinical Thinking of Wilfred Bion

思想等待思想者
——比昂的临床思想

［澳］ Joan & Neville Symington 著

苏晓波 译

中国轻工业出版社

图书在版编目（CIP）数据

思想等待思想者：比昂的临床思想／（澳）琼
（Joan）等著；苏晓波译. —北京：中国轻工业出版
社，2015.3（2023.9重印）

ISBN 978-7-5019-9986-6

Ⅰ. ①思…　Ⅱ. ①琼…　②苏…　Ⅲ. ①精神疗
法－研究　Ⅳ. ①R749.055

中国版本图书馆CIP数据核字（2014）第249466号

责任编辑：戴　婕

策划编辑：戴　婕　　　　　责任终审：杜文勇

责任校对：刘志颖　　　　　责任监印：吴维斌

出版发行：中国轻工业出版社（北京东长安街6号，邮编：100740）

印　　刷：三河市鑫金马印装有限公司

经　　销：各地新华书店

版　　次：2023年9月第1版第7次印刷

开　　本：710×1000　　1/16　　印张：16.5

字　　数：162千字

书　　号：ISBN 978-7-5019-9986-6　　定价：42.00元

著作权合同登记　图字：01-2014-4887

读者热线：010-65181109，65262933

发行电话：010-85119832　传真：010-85113293

网　　址：http://www.chlip.com.cn　http://www.wqedu.com

电子信箱：1012305542@qq.com

如发现图书残缺请拨打读者热线联系调换

141422Y2X101ZYW

一个人的学派

据比较权威的统计，目前世界上心理治疗的学派大约有250种，也许在一段时间里某几个学派消亡了，但又增加了几个学派，所以学派的总数基本就维持在这个数字左右。在中国语言背景下，250不是一个好数字，它经常用来形容愚蠢、鲁莽和不通事理的人。

如果我们相信万事万物都有联系，特别是如果我们相信荣格的共时性的说法，那么经过一番令人头晕目眩的演绎和推理，从250种心理治疗学派的这一事实所能得出的基本结论之一就是，太在乎学派的人都是"二百五"。有一个现象可以证明这一推论，在中国漫长而频繁的战争历史中，战争的起因从来不是宗教的或者哲学思想的"学派之争"，这大约就是因为，中国人相信，为学派打战是傻子"二百五"才干的事情。在这种共识的基础上，有太强门户之见的人，实在难以生存下去。

我知道，以上的说法很难让人信服。说实话，我自己都难以说服自己，除非处在荣格所说的某种"集体无意识"之中。但是，有一种看法也许大家都会同意，那就是：心理治疗的学派之争，只是历史进程中的阶段性产物，迟早有一天，所有的学派都会消亡，一种超越所有学派的、整合的心理治疗方法将会诞生。

学派的产生和发展，跟传染病的出现和流行有很多相似之处。在开始的时候，有一个"传染源"，跟这个"传染源"接近的易感者率先"患病"，这些人又成了新的"传染源"，渐渐地"患病"人数越来越多。现代心理治疗的"传染源"在弗洛伊德那里，在他之后，很多人感染了"弗洛伊德病毒"，一百多年下来，这种也许可以被视为良性的"病毒"已经渗透到了人类精神生活的每一个方面，并且造成了极大的影响。

仍然跟传染病的流行一样，思想的"病毒"也会在宿主的变化中发生变异。在有些宿主身上，病毒的变异比较小，而在另一些有较大"创造力"的宿主身上，变异可以很大。精神分析"病毒"在克莱因那里发生了巨大的变异，大到直接地建构了经典的和现代的精神分析的分水岭。而当这个"病毒"从比昂那里出来的时候，变异之大简直让我们都要怀疑它还是不是原来那个"病毒"的变种了。

比昂，这位精神分析领域最深刻的思想家，的确已经把精神分析弄得有点面目全非了。精神分析的两个最大的特点——决定论和潜意识理论，在比昂那里已经不复存在，所以我们真的可以怀疑他还在不在精神分析的框架里面。当然，对比昂来说，他也许并不在乎自己的思想的归属和分类，他在乎的是，每个个体的生命和经验的真实。

比昂的目标是，"基于领悟的个人化行动"，这句话展开了说，意思是每个人都应该有自己独特的对生活的感受和行动的原则。如果你是一个走进治疗室的病人，你有权利拒绝一切现有的治疗理论，因为那些理论没有考虑你独特的经验，所以不一定适合你；如果你是一个治疗师，你也可以拒绝在你出生之前产生的任何理论，因为那些理论没有涵盖你的经验和知识。归根结底，一个不那么"二百五"的学派，应该充分考虑到医患双方的独特性，才能够使治疗真正建立在以人为本的基础上。对每一个个体来说，没有加入他自己的经验和认识的学术思想，都是没有价值的。毕竟生命是他自己的生命，生活是他自己的生活。

《思想等待思想者——比昂的临床思想》这本书的中文版，可以让我们较多地了解这位伟大思想家的生平和理论。其实两年多前，我的朋友苏晓波就把他翻译好的这本书的电子版发给了我，直到最近我才有时间仔细读它。读完后我很吃惊：这么好的一本书被翻译出来了这么久，竟然没有出版，晓波的内心已经修炼到何等淡泊的程度了！好在他没有打算继续往更高深处修炼，所以我们现在看到了这本原文和翻译都堪称优美的书。

比昂是少数喜欢数学的精神分析师之一，所以他的理论使用了很多数学符号。不喜欢数学的读者，大可以忽略比昂的这个偏好。当你用你的心去读的时候，那些枯燥的数学符号自然会变成充满情感的鲜活的生命本身。

在这个世界上有50多亿人，250种心理治疗学派实在是太少了。每个人都应该有一个自己的学派。在读完这本书、知道这个世界上还有比昂这样一个人走过之后，就实在不太好意思再声称自己是哪个学派的了。当然，你还可以这样说：我属于一个学派，但这个学派只有我一个人。

曾奇峰

2007年12月29日

于深圳阳光驿站多学派同台案例督导前夜

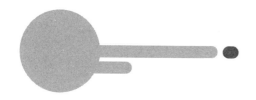

第二版译者序

听说这本书的中译本要出第二版了，几件小事不由得涌上心头。

在这本书第一版出版之后的某天，我收到一封陌生的外国人的邮件。发邮件的人自称是作者的儿子，他从澳大利亚来中国上海工作，他听说我翻译了他父母的书，就跟我联系一下。他说他从未读过父母的书，来中国之后，很想读一读中国人翻译的他父母的书。我真佩服他，中国这么大，他一个外国人居然可以找到我！我很快把中译本邮寄给他。但后来，这件事就被渐渐淡忘了。

又过了很久，一次在上海进行的国际精神分析研讨会上，我主持了一个叫做精神分析视角下的中国文化的工作坊。我把孟子的"志于道、据于德、依于仁、游于艺"与比昂的一些重要概念"O"、"♀♂"、"Link"以及"Commensal"进行了一些简单类比。不料，工作坊结束之后有一位很沉静的外国老太太找到我，问我是不是他们那本书的中国译者。我真的有点惊呆了——世界真小！

遇见我译著的作者真是意外的惊喜，我急忙准备好我的中译本，想送给那位既陌生又熟悉的外国老太太，但她已经离开上海了。惆怅中，我也并没有特别的遗憾。书虽未到，心亦达之。

也正是我们的这次邂逅，才让我知晓，自己的翻译犯了一个天大的错误，竟然把作者的澳大利亚国籍错译成美国国籍！这件事让我念念不忘。好在现在这个译本要出第二版了，我终于可以纠正自己的错误了！这件"小事大错"的峰回路转，让我有点相信："念念不忘，必有回响"。

"世界上最强大的力量叫做暗物质，暗物质是看不见摸不着的。"但它就如同人与人之间的联结一样：见与不见，它都在那里。一条看不见的线，把我和比昂以及比昂思想的传播者联系在一起。这条线，忽隐忽现，有时候，你以为它已经消失了，但说不定什么时候，它可能在一个令你意想不到的地方，突然再现。比昂的思想又何尝不是如此！

所有的相遇，绝非偶然。尽管不必期待，邂逅总会发生。

就在本书即将付印之际，我收到了台湾精神分析协会创始人蔡荣裕先生为本书台湾繁体版所做的"导读"，朴素的外表下隐藏着许多对比昂思想的深邃洞见，同时顺便也对精神分析的过去、现在和未来进行了总结。一万多字的文字量要承载这么多内容，反映了蔡先生深厚的学养和思想的深度，用"字字珠玑"来形容此篇导读绝不为过。非常荣幸的是，得到蔡先生的许可，我可以把繁体版的导读，也加入到本书中，使大家可以和台湾的读者一样，共享这种偏得的幸运。感谢这样的的相遇，感谢这种偏得的幸运，感谢比昂的思想，总是能促成这种邂逅的发生。

苏晓波

2014年9月13日夜于成都芙蓉园

译者序

　　翻译这本书，当初并不是为了出版，只是对比昂比较偏爱。买来全套比昂英文著作的同时，也就买来这本比昂的传记来读。一边读，也就一边翻译出来，感觉很有深度，也非常实用。于是，就把译稿送给三五好友共享。当时的感觉是，中国的心理治疗界未见得有几个人真能读得懂比昂，这也许是自恋，但更大的可能是并不了解比昂。

　　几个月前在上海和中德班的几位朋友聚会，曾奇峰（武汉中德心理医院创始人）问我："那么好的书，为什么不出版？"我说："没有几个人看得懂，出版社会赔钱的。"奇峰斩钉截铁地说："这么好的书，怎么会赔钱？买都买不到！"

　　后来，奇峰悄无声息地找好了出版社——中国轻工业出版社"万千心理"。编辑们迅速且有条不紊地办妥了前期的准备工作——比昂在中国畅通无阻！这本书的出版过程，也与比昂的思想和风格相近——低调的思想，依旧具有深入和渗透内心的力量。比昂的英文著作一直是最昂贵、同时也是常卖不衰的，因为，其中有着既简单又深邃的思想，正等待着思想者去发现它。

　　读了《道德经》断不想写什么书，读了《思想等待思想者——比昂的临床思想》更不想说什么话，我必须打住。请大家去读、去看、去想吧！

苏晓波

2007 年 12 月底于哈尔滨

未来二十年最重要的故事之一

比昂的未来至少还有二十年

《思想等待思想者——比昂的临床思想》是一本关于精神分析史的故事的书。

本篇文章虽然名为导读，但对比昂的概念无意也不可能做出充分说明，而是以比昂的论点所引发的复杂反应为焦点。因为在国际精神分析界里，比昂的论点和他的故事，是在某种气氛里，被逐渐地探索和说明。

《思想等待思想者——比昂的临床思想》讲述的是英国精神分析师比昂（Wilfred Bion）的个人故事和思想。很确定的是，在精神分析的文献史里，比昂的论点几乎会是未来至少二十年里最重要的论点之一。他的论点逐渐发酵后，将会引发更多的人从更多的角度来解读他的作品。他的著作很多，加上内容复杂，有些甚至难以理解，因此在精神分析史里，比昂的思想将会被解读成什么样子，在2015年的今天仍难以预测。但可以预测的是，比昂势必会和弗洛伊德（Sigmund Freud）或克莱因（Melanie Klein）同列重要的位置。

每个人都有自己的故事，也在说故事[1]里，发现了自己不曾看见，或者曾看见很介意或毫不在意的事，却可能突然有了不同的意义和感受。我们很难预期，什么故事会产生这种变化？或者什么故事会有新的意义或变得毫无意义？但是我们仍继续说着故事，为了让朋友们，也为了让下一代了解这些故事。也许让后人知道曾有某个人物活过，他们可能立下了一些丰功伟业，或者只想要让后代知道，曾经有个人默默工作了一辈子，不曾说过太多的话。

或者说，这是历史，可以让我学到一些美德；或者就只是说，人们有了某种心理或心智的生活。反正不管如何，我们就是要让自己，以各种可能方式，将自己的某些印记留给下一代。我们相信，这些印记自然会有它的意义，就像是一朵花的命运，生而为花，自然就是开花；就算被石头压着，也要开花，虽然外形可能会改变。但它总是在最大的可能里，开展出自己的样貌。

精神分析也是人类故事里的一环。

精神分析当然也有自己的故事，想要说给别人听，笔者还是从祖师爷弗洛伊德开始说起。毕竟，这是精神分析家族的故事，不论后续者的思想多么独特，但始终是在这个脉络下的思想。精神分析家族的光荣或破败，都得看后续者是否能有不同，甚至有更精彩的故事？这些故事所谈的内容，就是人类心智探索的故事。

潜意识的故事

弗洛伊德引介了生本能和死本能，也许这是很生理学的起点，虽然他要谈的是心智和心理。有人认为，弗洛伊德太过于强调生的

---

[1] 以说故事的比喻，作为这篇导读的方式，部分是来自于英国精神分析师米勒（Mr. David Millar）和科伯威尔（Mrs. Claire Cripwell），他们在 2014 年 10 月 21 日至 27 日期间，接受台湾精神分析学会和松德院区"思想起心理治疗中心"的邀请来台讲学。

本能，也就是性的欲望。弗洛伊德替自己辩解的说法是，他这一辈子在写文章时，都将死亡本能放在背景里，从来不曾消失过。

后来，另一位重要人物出现，她是克莱因。她的思想的主要发展地点，不再是维也纳，而是伦敦。后来，曾在伦敦发生了重要的历史争论（《弗洛伊德—克莱因论战，1941—1945》）[2]，那是精神分析家族史里曾发生的一个激烈故事。克莱因生存下来了。克莱因以她的方式，替婴儿说了另外的故事；虽然婴儿是什么，也是弗洛伊德想要建构的内容。这里所说的婴儿是什么？并不是婴儿身体器官发展的故事，而是在身体器官之外一个叫作人的心智领域，它也会随着时间而发展。

所谓婴儿是什么呢？肉体版的婴儿还只会哭，但是大人们已经为他们是什么吵翻天了。当克莱因开始诉说她的版本——婴儿的心智故事时，也有人说她太注重死亡本能了。克莱因替自己所说的历史故事辩解，说她把生的本能放在她说的故事背景里。这种说法不论是否只是事后的辩解或者事先的预想，但这些说法会开启后人的论点，以不同角度重新阅读原有的故事。那些我们原以为了解的篇章，尝试是否能有新的发现。

人生故事就是这样子吧，有舞台上的主要角色，但是背景也常会决定故事的走向。有些背景可能很隐蔽，甚至没有经过指指点点或说三道四，我们可能就忽略它们了。我们从更原始的场域开始说起，弗洛伊德想要替身体症状的背景故事找出它的内在脉络，再重新以追求真实的方式述说不同版本的故事。这在当年是很革命的事件，要替那些不被注意的背景找出一些故事来述说，甚至让原本是背景的故事，说着说着却变成了主要的舞台故事。

---

[2] 这本书所记录的当年的论战，至今仍深深影响着当代的精神分析师，仍是需要一再被思索的课题。虽然至今公开的论述仍是很有限，但它所隐含的丰富性，是超乎它目前被公开的讨论和解读。

弗洛伊德说那是潜意识（或称为无意识）。弗洛伊德在当代盛行的催眠术里，尝试要走出新的路径，因此他努力陈述，以不同方式看见个案的新故事。弗洛伊德说潜意识是名词，也是形容词。如果是名词，意味着有一个领域叫作潜意识，存在于某个地方。但是它在哪里呢？有什么身体器官，是容纳这些潜意识的地方吗？这当然仍是一个值得议论的课题。

对人类自恋的冲击

如果精神分析还存在于人类的文明史里，不论如何，当故事被说出来后，例如，人类文明史的鬼或吸血鬼的故事，弗洛伊德认为他所说出来的故事，将对人的自恋造成重大打击。

因为人如果以为人的世界，是意识可以掌握的世界，而当有人硬要说有一个大家还不知道的世界，不但命名它为潜意识，还说这个世界所发生的故事，将会更深刻地影响甚至左右这个光明可见的世界时，这些想法本身对人是多么大的冒犯啊！一如更早的历史故事，伽利略说太阳才是主体，地球是围绕着太阳转，这个故事太惊悚了，甚至将危及伽利略的身家性命和他作为人的名誉。达尔文还宣称，人是从动物演变而来的，这个故事在当时也是恐怖故事之一。虽然我们现在把它当作是常识，放进教科书里，但是它的争议其实仍存在着。人是从什么地方来的？这也是孩子们经常因好奇而问父母的问题。因此如果有人说有个我们所不知道的故事，左右着人的心智世界，被叫作潜意识，这可能是另一个伤害人的自尊的恐怖故事。怎么可能有我们不知道，却有重大影响的领域呢？不过，弗洛伊德和至今的精神分析师，仍持续说着这个恐怖的故事。

如果潜意识是形容词，也许就不会那么恐怖了，因为它只是用来形容某些我们不知道或忘记的事情。如果是个具体存在，像名词那般存在的领域，不只是用来形容某些人或事的故事具有"潜意识的"

的意味，那么，这对人类的冲击就更重大了。

弗洛伊德为了进一步描述这个不曾被探索的领域，发展出了一些有形的工具和无形的工具。他的心智实验室是精神分析的诊疗室，里面有一张躺椅和他坐在个案背后的椅子，这是有形的工具。这是最基本素朴的元素，其他的都是多余，却是展现个人风格的材料。弗洛伊德要个案自由地说出任何浮现在脑海的事或影像，而弗洛伊德则是采取自由飘浮的注意力，不被特定的主题吸引而走入歧途。

这些技巧是他逐步发展出来的无形工具，但是更重要的材料是，来自个案的梦和症状。当他假设，梦和症状都只是舞台前的角色故事，而重点却在背景里，从这个假设出发，就让他走进了黑暗的世界。

回到弗洛伊德

既然有勇气走进黑暗世界，就需要再找出其他工具，让自己可以走出来，就有了路标的必要了。弗洛伊德从文学、艺术、医学、人类学等领域，借用了一些名词作为潜意识世界的路标。例如俄狄浦斯情结，是弗洛伊德引进精神分析里最著名的故事。

这些被引用的词语，当然还留有它们原本的故事，在其他领域里被传说着。当被引介进入潜意识世界后，这些词语就担负着引导人们想象和了解这个不被看见的世界的故事的功能。就这样，精神分析在弗洛伊德的发明和独特的说故事方式下，和其他学派有了复杂的联系。

至少让弗洛伊德要探索的潜意识世界，不是完全陌生的世界。因为有了早就存在的其他人的故事，可以作为引路的灯具；但也只是灯具而已，潜意识的故事另有它的逻辑。如果我们反过来，让原本的一切用其他方式来了解，那么故事也就会有新的想象方式。弗洛伊德说故事的策略，带来了人的潜意识，跟原有的世界架构出新的互动方式。也就是，相互说故事，用了自己或对方的方式，相互穿透，相互影响。

笔者认为，精神分析仍需要不断地回到弗洛伊德，不是只以精神分析至今的话语，来分析文学、艺术、人类学等，而是回到弗洛伊德当年，从其他领域寻找语言，来标示每日的实务工作里他所不了解的内容，并尝试找出语言来形容那些内容。只有这样，才能让精神分析持续保有活力，也和其他文明史的成果有了持续的互动。

在精神分析里的建构

曾任英国精神分析学会会长的贝尔（David Bell）在《今日的比昂》（*Bion Today*）（2011）一书里[3]，写了一篇以《比昂：失落的现象学者》为题的文章。贝尔认为，维根斯坦（Wittgenstein）让哲学家再次思考他们研究的主体的性质，而比昂则是让精神分析师思考精神分析的本质，尤其是精神分析式的探索的性质。由于我们可能对精神分析的某些概念总认为是理所当然，但是就像维根斯坦在哲学领域里所做的，比昂同样地对精神分析式的观察和探索本身所具有的性质再加以省思。

这对已经被当作理所当然的现有概念和做法，当然会造成后续的困扰。阅读比昂的文章本身常反映着这类反思，往往让阅读者常有一些很独特的冲击。贝尔表示，当比昂再重新思考"思想"（thinking）这件事时，给我们带来了困扰，因为我们的表达马上就被逼到语言能表达的局限里。

当年，在弗洛伊德后，克莱因出现了，对原有概念带来一些新的冲击。克莱因是精神分析史里不屈服的灵魂之一，她将她的经验

---

[3] 摩森（Chris Mawson）所编辑的专书《今日的比昂》（*Bion Today*）（2011），是由英国精神分析学会（British Psychoanalytic Society）负责训练的精神分析学院（Institute of Psychoanalysis, London）和 Routledge 出版公司合作出版的"精神分析的新图书馆"系列图书之一。

说成让大家觉得值得深思的人类故事。她在当时学术圈的争议里，尝试让小孩躺在躺椅上，但是小孩不愿配合。偶然之下，她发现小孩玩玩具的过程，可以用成人个案自由联想的方式作为模拟，从此她让后来成为典范的游戏治疗，成为另一个新的心智实验室。

因为受到弗洛伊德以及她个人前后两位分析师费伦齐（S. Ferenczi）和亚伯拉罕（K. Abraham）的理念的影响，克莱因在儿童的游戏里，看见了以前不曾被说过的故事。她说着自己的经验故事，就等于是重新述说了精神分析的故事。她所推论的婴儿心智史，也是弗洛伊德在工作生涯里的期望，在1937年的《在精神分析里的建构》（*Construction in Analysis*）里，他仍念念不忘的精神分析任务，建构儿童早年的心智史或心理真实的历史。

克莱因借用了更多来自消化道的相关名词——从嘴巴的运动到直肠的排泄过程所发生的描述用语——来说明小孩在游戏过程的舞台上，到底可能有什么背景故事，正不自觉地发生着。这些不自觉的背景故事，不但指导着游戏怎么玩，还指导着要玩或不玩什么玩具？

克莱因说她工作的领域是"潜意识的幻想"（phantasy），不是一般意识领域的幻想（fantasy）。当她创造了新词"潜意识的幻想"时，也意味着有别于弗洛伊德的潜意识说法，但又是站在弗洛伊德的基础上，试着描写一块更大的领域，或者只是试着描写潜意识的一部分里，有什么心智活动在那里发生着。

但是使用"幻想"这个字眼，而不是全新的字眼，又意味着也有原来用语的部分意义。也就是说，是幻想，那么它的内容，是固定在某个地方吗？或者，它只是想过就过了呢？这是仍值得再细想及观察的说法。

不屈服的灵魂

反正，思想是自由的。

但是还是存在一些疑问：弗洛伊德的潜意识和克莱因的潜意识幻想，是相同的世界吗？也许这不是用某种基本定义，再依事先定下的定义来做区分。这个命题得再回到他们各自所说的故事，以及后续者再重说这些故事时，会产生什么内容？这些后来的内容是新的视野，还是只是重复着老故事？

不论如何，在出发的时候，都觉得是在说着属于自己的故事。但是更值得问的问题是，弗洛伊德和克莱因已经使用了不少术语，当作潜意识里的路标，每个路标周围也都围绕着一些故事。就像我们的庙宇前，人们述说着一些亲眼所见或耳闻的故事，传承着一些历史以及人和人之间的意义。

但是总有不屈服的灵魂，再度看见了不曾被看到的东西，或者看见同样的东西时却有不同的想法。他们想用不同的名词，再说一次他们所看见的东西。当然啊，就算这样子，他们也是说着想象的故事。

例如，在摩森（Chris Mawson）编辑的《今日的比昂》一书里，英国精神分析师达汀顿（Anna Dartington）针对比昂和诗及艺术的美学课题，以"比昂和艾略特（T.S. Eliot）"为题，比较了比昂和艾略特相似的地方，作为陈述比昂的故事的方式。她强调比昂和艾略特如何将很个人化的经验，变成抽象能普及的概念，也传达了比昂的表达方式里的诗意。

这意味着，可能因为比昂所说的是经验故事，因此容易产生歧义，这些经验故事包括了很多个人化的经验，以及那些无法以一般语言来表达，唯有诗般的表达能接近那些经验。这也曾出现在弗洛伊德的想法里，他认为女性的性心理世界是黑暗大陆，可能唯有诗人能接近。

另有莎耶（Janet Sayers）在《今日的比昂》一书里，写了一章题为《比昂的转化：艺术和精神分析》，架构了一个说比昂故事的方式。

他认为比昂对精神分析实务的众多主要贡献之一，是提出一个重要说法，即认为精神分析师转化（transformation）了个案混沌不可解的经验，然后让这些经验成为可以理解和思考的型式。这是类似于艺术家将一些经验转化成视觉型式的艺术作品。莎耶认为法国重要的精神分析家兼后现代大师克莉丝提娃（Julia Kristeva）也受比昂这个概念的影响，进一步深化发展出她自己的精神分析概念。

新类型个案的新故事

　　克莱因的几位高徒里，例如，比昂、西格尔（Hanna Segal）、罗森费尔德（H. Rosenfeld）等大将，尤其是比昂，展现了这种不屈的倾向。他们站在克莱因的基础上，述说自身的经验，并将这些经验转化成精神分析的知识。其实，他们也是站在弗洛伊德的基础上，虽然这要看当事者有多少自觉或者意愿从弗洛伊德开始说他们想说的故事，或者只从克莱因说起自己的家族史。

　　比昂说人类心智故事的方式也很特别。他引介了不少新词语，例如 K, O, α, β 等符号，试图很科学化地建构出，如同数学方程式般的精准过程。这也显示在他画出了特有的"网格图"（the Grid），来描绘精神分析的过程里心智的细致变化，如同有个路程坐标，可以让精神分析师想象，个案的心智世界是在什么地方。

　　这些新引进的词语，当然反映着他不满足，也不满意于当时弗洛伊德和克莱因等建构出来的精神分析术语。但是引介任何新的术语，到底是带来了新的了解，还是带来了灾难，或是让了解变得更困难？一言可兴邦，也可丧邦。这是精神分析师的谨慎之处，一如任何药物的给与，总需要注意副作用的出现。

　　精神分析作为一种治疗或分析的方式，引用某些说词介入个案的故事，当然得注意这些副作用，不能无视这些副作用。比昂由于著作量丰富，加上引介了不少新的词语，每个词语都创造了新视野，或者引导我们从不同角度，来重新看过去曾看过的内容。这让他和他的论点成为新的焦点。

相较于弗洛伊德"神经症"（neuroses）个案虽然是依现代的解读，但从他所留下来的文献可以看出：弗洛伊德忽略了这些神经症个案的其他方面。例如，那些个案的边缘型人格（borderline personality）特质，出现在个案多拉（Dora）和弗洛伊德所书写的其他有名的案例故事。克莱因以婴孩为对象的观察和想象，有了一些新概念，让后续者能够尝试对新类型个案进行分析。例如，弗洛伊德认为因为自恋而无法对精神分析师有移情的"神经症"个案，却成为比昂等人进行精神分析的对象。虽然弗洛伊德（1911）曾运用一本别人的自传，分析了精神病的内在世界，也就是被诊断有精神病的德国法官史瑞伯（D. P. Schreber）替自己辩护的自传。但是，比昂和同行们能够在诊疗室真正地分析神经症个案，让他们说出不同故事，而有了再次出发的重要起点。

在弗洛伊德的故事版本里，神经症个案是自恋的极致，他们将原本外放的能量抽回自身，因此无法对客体对象有移情的能力。但是弗洛伊德对于神经症个案的描述，看来是片面地受限于他那个时代退化严重而长期住院的精神病病患的经验。

新术语新路标的基础

克莱因（1946）述说了一个惊人的新路标。

例如，"偏执分裂位"（paranoid-schizoid position）的心智故事，再加上她强调的投射性认同的概念，像是显微镜这类新发明一样。她新引进来的这些工具性语言，启发了后续者的勇气，让他们能再冒险探索精神病患者的心智世界。

比昂等精神分析师让精神病患者躺上躺椅，相对于神经症患者，的确是很大的冒险，就算在现在也仍然是很大的冒险，这不是歧视与否的问题。毕竟，个案是否能够承受，是需要谨慎审视的，如同如何给与药物一样。当个案看见了他自己极力保护而不愿外显的心智世界时，是否会带来更大的危机？

因为比昂和同行们很谨慎的冒险，因此比昂能够再度说出人类内心深处不曾被说出的其他故事。为了说出新发现和新经验，如前所述，比昂引介了其他新术语，想要将他发现和想象的故事，说得更仔细、更精致、更有科学性，但又有诗意的想象空间。因为一定要尝试说清楚这些名词路标，后续者才有可能跟进冒险，看看能否有相同的视野？或者能够看见不一样的东西？这也是一个科学演进的过程。

在英国精神分析师摩森（2011）介绍比昂的书中，他提到，比昂是以未经过调整的古典精神分析技术，对神经症个案进行精神分析，因此扩展了当代关于投射的理论，并发展出新的概念作为工具。这些说法也是替比昂的历史定位，开始寻找共识吧。

虽然摩森也在书中提及，在20世纪50年代晚期，有一群精神分析师，例如西格尔、罗森费尔德和比昂，常一起和克莱因讨论他们分析的神经症个案。但是，其实已经几乎不可能区分，他们之中是谁对以下概念的发展具有真正的最大的贡献，例如分裂（splitting）、投射性认同（projective identification）、潜意识幻想（unconscious phantasy）和反移情的运用（the use of countertransference）等。

新术语的心智活动

还是得问，那是什么世界呢？是谁在那里？是自己吗？或是有个叫作客体的别人在那里？还有已经走到哪里了呢？

每个问题都需要名词当路标，每个路标都需要一些故事，让后来者了解那些路标有它的某些意义，不然何必到一个只是路标，却没有故事和意义的地方呢？虽然故事被重读后，可能又有新的意义。

这就是人的故事有魅力的地方，每次的重复阅读，都有不同的意义被自由地产生出来。

有了自由，有了一些基本故事和说法，也有了勇气，就构成了精神分析的故事，能够持续被说下去的重要基础，也让精神分析所说的故事，有了历史基础可以回顾和回味，也有了自由足以产生新故事或新意义。

就科学态度来说，精神分析还是得试着想象和回答：有了自己的一些术语后，如何让别人再走到那里呢？这是可能的吗？或者根本不可能重复，一如水流过后，再来的是不一样的水，虽然都叫作水？

这是人的好奇心，让人对于这些名词的位置和功能，充满了好奇。弗洛伊德曾以小孩对自己身体和性器官的探索，作为人类好奇心的重要源头，或是好奇心后续的动力。但是，人会持续保持好奇，或者会保守地看着相同现象，说着相同的故事，赋予相同的意义，好像那是不变的真理？

其实，在实务上，人有好奇的倾向，也倾向于保持着原来的模样。

例如，当英国人移民到美国新大陆后，对于眼前这片一望无际的土地，如何确认自己或别人在哪里呢？如果把在英国的约克（York）搬到美国的纽约（新约克，New York），那么这到底是新地方还是旧地方呢？在外在现实的土地上，是新的地方，因此有个"新"字，但是为了某种心智深处的需要，在新地方加上旧故乡名"约克"，这让纽约（新约克）变成了复杂的感觉，也有了复杂的心智活动。

在这片看来全新的土地上，何以需要这么命名呢？当然可以用思乡来解释。但是，何以在思乡时用这种方式处理呢？它能解决所有问题吗？或者只是部分地解决了一些问题？那么，没有解决的部分会发生什么事？将以什么方式出现在舞台上呢，是作为主要场景，还是只是融化在背景中呢？

思想等待思想者

在前面这些描述里，笔者在集中阐述一个轮廓，想要谈论《思想等待思想者——比昂的临床思想》这本书里原作者的谈论方式和态度，以及笔者假设作者的意图和这本书的某些问题。但不是直接以好或不好的简化方式来评论，而是先建立前述的思想脉络，让读者一起想象本书作者的意图和某些背景。

笔者的立场是，到目前为止，还没有任何一本书或一系列的书，可以将人类的心智生活都谈完，而且得到所有人的同意或认同。因此对于任何书籍，尤其是精神分析的书籍来说，需要保持着某种自由批判的态度，让书可能变得更活跃，而有更多不同的观点可被重新解读。

在对这本书的内容表达个人意见前，笔者再整理一下前述的说法。因为心智的路不是那么直。例如，再想象一下，当英国移民到了美国，在更广宽的土地上，将英国的地名约克，加个"新"变成纽约（新约克）后，到底在人的心智生活里，发生了什么事呢？有多少故事需要围绕着它说呢？要说多少，那个纽约才是纽约，而不再只是新的约克？更复杂的是，就算大家都想成是纽约了，我们知道还有多少约克，在纽约的背景里，扮演着何种重要角色呢？

除了精神分析说着别人心智的故事外，精神分析史又如何说着自己的故事呢？科学哲学家库恩（T. Kuhn）在《科学革命的结构》一书里，所说的典范转换出现了吗？或者只有看似典范的转换，但是人的心智生活却让旧有故事只是以不同的面貌换装出现呢？

虽然在临床技术本身，笔者可以负责任地说，依据文献和老师们的经验及想象，后继的精神分析师或心理治疗师，大概都知道不可能完全依照弗洛伊德或克莱因说故事时所流露的分析技术，而我们只要直接搬到自己的诊疗室里施行，好像是外科手术那般的模仿就可以。这是不可能的事，也是不切实际的事。

不可否认地，对人类的心智生活，弗洛伊德和克莱因述说的故事本身，早就深深影响着人们的心智生活了。这已是人类文明史里的重大事件和重要成就了。

这本书的英文名称是"*The Clinical Thinking of Wilfred Bion*"，中文简体版译名为《比昂的临床思想——思想等待思想者》。新的译名也是新的意图，也许不只是约克变成纽约，这的确点出了比昂的众多论点里很重要的一个概念。比昂在这里所说的"思想"，是指在弗洛伊德的潜意识和克莱因的潜意识幻想下所做的推演，而且倾向将弗洛伊德的潜意识当作名词。这意味着有一个领域存在着，才能让比昂所描述的"思想"存在于某个领域里，然后等待有个思想者能够想到这些"（潜意识的）思想"，这是他重要的"思想理论"（Thinking Theory）。

比昂批判式接近精神分析

虽然传说当年比昂离开英国，去了其他国家，如美国和一些拉丁美洲国家，是由于英国学会内部的竞争，或他的理念无法被其他人接受。但近年来，也渐有文章讨论比昂的贡献和争议，包括笔者文中多次引用的《今日的比昂》，就是由英国精神分析师摩森编辑并于在2011年出版的。这本书是英国精神分析学会直接督管的系列丛书中的一本，这也算是很有意义的一件事。

摩森在"引言"的第一句话中就提到：对精神分析来说，比昂是很强力且具有原创性的贡献者。这算是一个定音槌吧。虽然比昂论述的有些内容很模糊，有些还容易被解读为过于神秘化，但这些在未来将会持续被探索。

目前担任比利时精神分析学会会长的魏莫特（Rudi Vermote），在《今日的比昂》一书里，专门书写了一章"比昂批判式接近精神分析"，他针对比昂晚年的概念，提出了他的看法，尤其是比昂所提出的的"O"和"心智的家乡"（mental homeland）的概念。他认为我们很容易迷失在比昂模糊神秘般的语词里，但他认为那不是比昂的意图。他提醒大家不要落于神秘化解读比昂。

魏莫特表示，比昂的目标是追求真实，尤其是发生在诊疗室里的事，他一心一意要说清楚，那些到底是怎么回事？这一切让比昂在理论上带来很大的偏移，也包括对于精神分析实务本身的本质，追寻它的一些先验真理或真实。

回到精神分析的过程来说，比昂的"思想"既然是潜意识的内容，也就不是一般人期待的意识层次的思想。比昂要描述的，是当事者很个人化的经验材料，是在分析过程里浮现出来的内容；也就是说，比昂在这个名词里所谈论的"思想"形式，并不必然是日常言语的成人式语言。

例如，一般日常语言种的"乳房"，指的是女人胸前乳房组织的概念。但是对比昂来说，潜意识的"乳房"是先于具体乳房组织的概念，或者叫作"前概念"。也就是说，它是早就存在着的，当婴儿生下来，就有"乳房"的先验概念存在了，婴儿很快就会找到肉体的乳房，依靠吸吮奶水而活下去。

这也可以从克莱因或比昂常运用"消化"，将这个胃肠道的动词用在人的思考上，好像也意味着，人会思考就像消化食物那般，让人类可以存活下去。

是否需要阅读比昂的文章？

阅读本书时，可以明显感受到，两位作者明显着力地要切割比昂和弗洛伊德及克莱因的关连。但我觉得精神分析的论点，是在精神分析历史的脉络里逐步发展的。在1990年以后，精神分析专业期刊上，以比昂为名的论文逐渐增加。从这些论文内容来看，在大量与比昂相关的论文出现前，世界各地就有各种小团体在阅读和讨论比昂的文章，他们谨慎地消化着比昂的观点。

毕竟，在弗洛伊德和克莱因之后，比昂算是很有想象力的精神分析师之一。如前所述，未来二十年将会是让大家更公开消化和解读比昂的论点的时代，或者说是比昂的故事更成为显学的年代了吧。因为在比昂的论点里，有不少是复杂难解的故事，因而长年来出现了一些读书团体需要借助阅读和相互讨论，再对比各自的治疗经验，来消化比昂的论点。

英国资深精神分析师欧萨那希 (Edna O'Shaughnessy)，在《今日的比昂》第二章里，以"谁的比昂？"为题。光看题目就可以反映出，在解读比昂这个人和他的作品时的歧异性了。她认为比昂的早期论点是令人混淆的，她在文章里以比昂的"O"为例，后来，比昂定义"O"是最终的真实、绝对的真理、无限的、神的头、物自身（thing-in-itself）。这些被比昂愈说愈清晰的概念，将被如何解读呢？例如，"神的头"这个比喻的意义，是比昂对精神病人的象征？欧萨那希提出问题，当我们跟神或"神的头"建立关系时，是与"O"或是跟精神病本身建立关系吗？这些都是待解决的课题，也因为不少歧义的术语或概念的存在，引发了她的标题"谁的比昂？"。也许就比昂追求真理来说，谁说的是比昂真正的意思呢？她的想法是，需要排除比昂思想里一些错误的连接，而且保持和发展真理，一如比昂自己可能说的。最后需要的不是一位思想者或一位作家，因为比昂的理念是众多观察的集合体，是这些构成了精神分析，虽然她在文中曾问是否需要阅读比昂的文章？她的前述说法虽然间接，却也传达了明确的讯息。

弗洛伊德有关神经症的分析经验，是随着临床经验的累积而发展的。他试图让精神分析有科学的基础，因此依个案的状态和新发现而有所修正，这也是作为一门科学的重要基础。比昂以精神病人的分析经验作为重要基础，也累积了一些不同经验，比昂努力地说着不同于以前的故事，这里面有很多难以了解的现象，他想要找出不同语言，来描述他正在经验的材料。

不可忘记的是，比昂的理论是有很多临床的经验的，他为了解释临床经验，说出一些以前没有被观察到的内容，那不是纯粹的抽象思考。或者说，他的论述是源于要了解和解释他所不了解的临床现象。就在这种不解的态度下，产生了他的概念故事。但是在精神分析史里，大多是有迹可寻，可能是主舞台上的主角故事，或者是背景里的迹象。

走向未来的过去

贝尔在《比昂：失落的现象学者》里，提出了比昂像弗洛伊德那般，对于那些引起干扰、带来不安的理论，都有能耐忍受这些不安，并持续追求那些概念的意义。他认为一些伟大的思想家本质上对被当作理所当然的想法，往往是难以忍受的，而会将注意力放在具有歧义、多义的想法上。

阅读本书时，两位作者倾向于过于肯定的说法和态度，我猜测这可能是某些无法从文中直接了解的历史故事。尤其是为了让比昂脱离弗洛伊德和克莱因，两位作者所做出的某些过于肯定比昂的论点，我建议读者需要消化一下。这也是我以这种方式书写导读的目的。虽然我个人认为，比昂其实是站在弗洛伊德和克莱因的基础上，再开创出独特的论点，而且这一点也不会损害比昂的历史地位。

那么可能会有这样一个命题，例如，比昂是否属于"克莱因学派"（Kleinian），或是独立自创的"比昂学派"（Bionian）呢？依据笔者观察，在精神分析文献中愈来愈多地出现"比昂学派"这个词，但是从比昂的文章和他的讨论会的后记来看，仍有很多痕迹是来自于弗洛伊德和克莱因的。虽然比昂开创了不少愈来愈成为显学的术语，但如果就如这两位作者所描述的，不再需要前人的某些术语，而且一定是对的方向；那么这好像就意味着，没有前人的影子在背景或主舞台上。

只要仔细再阅读比昂的文章，就可以发现其他人的影子。虽然这也是可以了解的过程，一如弗洛伊德为了让精神分析的发展愈来愈独立，他用力地切割了当时的催眠术。但是比昂和弗洛伊德及克莱因的关系，以及他所说的故事，都是精神分析的故事。克莱因在发展自己论点的过程中，也强调论点和弗洛伊德的不同之处，但是在20世纪40年代的论战时，她和同行们所说的故事里，也是回到弗洛伊德的故事，尤其是死亡本能的故事。

至于贝尔在《比昂：失落的现象学者》里，认为比昂是一位"古典的"精神分析师，因为比昂的论点虽然像是新的出发点；但是在临床技艺上，却同时维持着几乎完全是弗洛伊德所建构的古典型式。他认为比昂对于"从经验里学习"，意味着比昂式的思想是知识增长的先决条件，而且是科学的知识本身。因此，如何不被密教般崇拜是很重要的事。

贝尔认为精神分析的目标，是认识自己（self）。弗洛伊德深知这点，虽然也常会迷失。他认为对于比昂来说，认识自己的过程，是比昂模式的核心。精神分析师的任务是，让个案看见他们自己，而不是改变他们自己。因为了解自己，常常是及时性且是令人动容的事，虽然这是很难维持的状态。因此精神分析的目标，是让事情变得清晰。

但是，比昂的故事，离清晰还有一段很长的路要走。这是找到新东西或是寻找已经失落的过去的现象学所进行的深度的精神分析？至于精神分析的过程，比昂曾提出精神分析师需要"没有欲望，没有记忆"。这是理想上为了让个案依自己的样子，看见自己。作为人，可能达到这种状态吗？如果精神分析师势必会有反移情，可能达到比昂的期待吗？

　　我假设他不可能不知道，人是做不到的。但是为何比昂仍提出这个观点呢？可能，是为了让精神分析的"自由联想"和"自由飘浮的注意力"仍是有效的技术论点。那么，这跟弗洛伊德的说法——精神分析师要如镜子般——有何不同吗？比喻不同，后续的联想自然会有所不同，是否将具象的镜子变成可以思想的记忆和欲望，会更具有科学性？

　　但是，镜子的比喻，可能更有想象性。

蔡荣裕　医师

台湾精神分析学会名誉理事长

兼精神分析运用及推广委员会主委

台北市立联合医院松德院区"思想起心理治疗中心"心理治疗督导

致　谢

　　在把握和理解比昂思想的"搏斗"中，我们获得了许多同道和朋友的帮助。我们愿意对四个人表达特别的感谢，他们是：Bill Stewart、Sydney Klein、Bob Gosling 以及 Francesca Bion。Bill 是一位澳大利亚哲学家，他对我们的工作抱有极大的热情，不厌其烦地给我们写了很多信，并且，他将比昂置于一种哲学的背景之下，这对我们的帮助是无法估价的。Sydney Klein 给了我们很大的鼓励，使我们可以坚持那些反对性的或挑战性的观点。他不顾外界压力的勇气、他对比昂关于当代精神分析理论的特殊贡献的洞察力，都是我们力量的源泉。特别有价值的是，我们得到了来自接受过比昂精神分析的来访者的帮助。Bob Gosling 非常慷慨地为我们提供了他接受比昂的精神分析的体验材料，使我们获得了从别处得不到的对比昂的进一步了解。Francesca Bion 见过我们两位中的一位，慷慨地为我们提供了一些比昂晚年的材料，并且，不断地给我们发来她觉得有趣的材料。

　　我们也想感谢 Elliott Jaques，她帮助我们澄清克莱因对于哲学和宗教的态度；感谢 Willie McIntyre，他为我们提供了关于比昂思想的灵感；感谢 Isabel Menzies-Lyth，她是另一位接受过比昂分析的来访者，她参加过一个比昂领导的体验小组；感谢 Isca Wittenberg 和 Frances Tustin，他们都慷慨地给我们讲述了他们接受比昂分析的经历；感谢 Albert Mason，他详细地向我们讲述了比昂的几件逸事，我们还有幸阅读了他写的关于比昂的文章；感谢 Edwina Welham ，是他委托我们写这本书，并且，他非常耐心地等待我们原稿的完成。

最后，我们非常愿意感谢比昂本人。我们万分荣幸地有机会参加过几个在 Tavistock 以及精神分析研究所进行并由他主持的工作坊，我们从他深刻的思想和明晰的阐述中获得许多灵感。他极大地丰富了我们的理解力。我们希望通过这本书，能够把这种理解向大家传达一小部分。

比昂著作年表最初发表在比昂的一本书里（*Cogitation*），我们获得该书出版者（H. Karnac Books Ltd）的慷慨的许可，得以在本书中重印，我们做了些微校正。 我们获得了拥有"雨中的鹰"（*The Hawk in the Rain*）版权的 Faber & Faber 出版集团的善意许可，引用诗人 Ted Hughes "思想狐狸"（*The Thought-Fox*）的片段，在此一并致谢！

目　录

前言 ·· 1

第一章　比昂与弗洛伊德以及克莱因的理论分歧 ·················· 5

第二章　比昂：他的性格 ······································· 19

第三章　情感催化剂 ··· 33

第四章　网格图 ··· 39

第五章　神话与网格图 ··· 55

第六章　容器与被容纳者 ·· 61

第七章　阿尔法功能 ·· 71

第八章　思想的诊断 ·· 87

第九章　心理现实 ··· 101

第十章　思想的成长 ·· 109

第十一章　转化 ·· 127

第十二章　团体研究 ··· 149

第十三章　精神病现象学 ·· 169

第十四章　无欲无忆 ··· 197

第十五章　终极现实、神秘与既成体制 ······················· 207

后记 ··· 213

比昂生活年表 ·· 221

比昂著作年表 ·· 223

参考文献 ··· 227

前　言

在一个研讨会上，比昂曾经说过："我们都期望能够生存。"Bergson 也曾这样描述："生命，是一种倾向，一种依据事物的发展而动的倾向。"人类是从类人猿进化来的，类人猿是从猴子进化来的，猴子是哺乳类的一个分支，哺乳类又是从爬行动物进化来的……进化，标志着一条路径，生命活力就沿着这条路径完成它自己的旅程。人类不是一个已完成的"产品"，生命活力仍在进程中。当我们展示生命进程的时候，我们并没有解释生命本身。生命进程凭借着因果关系链，具有一种统一性，但是，这并不足以告诉我们生命本身究竟是什么。我们确信生命存在，但我们并不知道生命的真谛在哪里。

在对比昂思想的探索中，我们期望能忠实于他原有的探索模式，所以，我们对他的研究模式也将不依据于一个因果顺序。我们希望把握思想本身，而并不是期望知道他如何发展了那些思想。你不能看到生命本身，但你能看到生命的表现。一个男人从马上跌下来，马踏着他的身体向前跑，他一动不动地躺在地上，他环顾四周，说："我死了！"但是，他设法伸了一下他的小手指，就是这个信号，足以使旁观者知道，他还活着。伸出来的手指只是生命的表现，不是生命本身。

同样，我们研究比昂的方法只是提取出题目，这些题目是他思想的表现，而并非比昂的思想本身。他思想的每一个表现都与另外一个相联系，但不是因果关系，而是一种相互依存关系。我们可以尽可能清晰而不啰唆地解释事物，指出似乎是最重要的那些部分；但是，只有你——读者，才能把握思想本身——生命的表达。我认为，这种方法是忠实于比昂思想的核心的，在他的思想方法中，他关心的是领会精神本身的生命。这种方式与那些将注意力从精神本身的生命转移向专注于病理过程的精神分析学派形成了对照。

我们决定将本书的重点放置在精神的生命本身，而不是跟随他的按照年代顺序发展的概念。后面这种类型的研究，将需要具有学者风范的研究，对于这样的研究，我们既没有时间，也没有能力。我们写作这本书的目的在于，帮助那些希望理解比昂思想主要轮廓的读者，而不是专家。我们希望这种方法也能对从事心理治疗实践的人有实际的帮助。这本书不同于 Bleandonu（1994）的那一本，在他的那本书中，全部关注的都是对比昂临床理论的详细理解。他的那本书是传记式的，述及从比昂的认识论到哲学的来龙去脉。我们的重心在于理解比昂与临床实践有关的概念。我们的书尤其适用于那些试图将比昂的思想运用于患者治疗的临床家。作为比昂的一个严肃认真的学生，这两本书都需要读，它们是互补的，并不因为读了这本书，就可以免除你对比昂的深入研究和阅读。

用比昂的眼光来看，精神分析是他所面对的全部概念化东西的一个基本起点。我们可以毫不犹豫地说，比昂是精神分析领域里最深刻的思想家；并且，他的思想并不拒绝接纳弗洛伊德。如果读者读了本书没有受到震动、如果读者意识到自己所理解的全都处于一种平衡之中而没有目瞪口呆、如果读者意识到自己需要不断重新开始而不觉得气喘吁吁，那么，我们会非常沮丧地觉得没有达到我们的目标，这本书也将是一个失败。

本书的结构

比昂的思想是在1953—1967年发展成熟的。在这14年中，他写了8篇文章、3本书。在那期间，他达到了他思想的顶峰。1970年出版的《注意与解析》(*Attention and Interpretation*)、1990年出版的《巴西演讲》(*Brazilian Lectures*)、1991年出版的《未来论文集》(*A Memoir of Future*)以及许多其他演讲和他后来频繁访问期间在《新世界与英格兰》杂志(*New World and England*)发表的文章，都是在这个重要时期所产生的思想精品。因而，通过这些著作和文献来理解比昂的思想，也是合乎逻辑的。在他的关于小组的著作中，人们可以看出他成熟思想的第一个雏形。网格图(The Grid)是他思想的框架，围绕着这个框架，他的成熟的思想得以象征性地体现和建构。因而，从概念的意义上讲，我们把网格图置于核心的位置，我们将从网格图出发，再返回到网格图。很多人在面对网格图的时候，会倾向于撒手放弃。其实，我们花些精力努力去理解网格图，将会得到加倍的报偿；坚持研究网格图，更有机会把握比昂思想的核心。在试图阐明比昂的核心思想的时候，我们将根据他后期的著作做一些解析，但不会为此专门列出一章。

比昂把他的思想浓缩到网格图中，这本书的结构也影响和决定了我们解释比昂思想的方式。本书的某些章节就是直接针对网格图的。但是，即使那些似乎与网格图很遥远的内容，实际上也与网格图息息相关。例如，涉及比昂性格的第二章，就是基于网格图的一种全新理解。他的性格导致他产生这样的信念：了解心理内在现实的唯一途径，就是通过直觉；而了解"O"的唯一途径，就是成为它。这反映了他性格的质朴与率真。在他1962年的那本《小组体验》

(*Experiences in Groups*)中，关于原体系统的理论，就是他后来比较成熟的β原理的雏形。因而，我们相信，网格图是理解比昂的核心，所以，我们才以现在这种方式写这本书。在最后一章，我们试图展示比昂思想结构的统一性。统一性是一个伟大思想家的特征。这种统一性，具有使人解除戒心的单纯，这种单纯，来源于博大深奥的灵魂。

	Definitory hypotheses 1	ψ 2	Notation 3	Attention 4	Inquiry 5	Action 6	...n.
A β-elements	A1	A2				A6	
B α-elements	B1	B2	B3	B4	B5	B6	...Bn
C Dream thoughts, dreams, myths	C1	C2	C3	C4	C5	C6	...Cn
D Pre-conception	D1	D2	D3	D4	D5	D6	...Dn
E Conception	E1	E2	E3	E4	E5	E6	...En
F Concept	F1	F2	F3	F4	F5	F6	...Fn
G Scientific deductive system		G2					
H Algebraic calculus							

网格图

第一章

比昂与弗洛伊德以及克莱因的理论分歧

> 对于真实的理解只是一瞬间，在那一瞬间，活生生的体验胜过万语千言。

——Murdoch

比昂曾经说过，没有预期的愿望、没有记忆是一种精神状态，简称"无欲无忆"，这种状态是精神分析师为即将开始的这个治疗小节所做的最好的准备。我们相信，为了理解比昂的思想，也应该采取上述的态度。在试图了解比昂时，很多分析师会猜想比昂追随弗洛伊德或克莱因的思想模式，但这个假设是错误的，这种假设会阻碍对于比昂思想精髓的领悟。

一位天主教牧师告诉了我一个他自己的故事。童年的时候，他被告知浸礼是一种从灵魂中洗涤原罪的圣礼。在神学院，他抛掉了这个定义，代之以一个新的概念化了的定义：浸礼是一种对新的生命方式的承诺与责任。由于神职的授任使他几乎无法施展，他就去教学童浸礼的含义。在第一堂课，他总是只问一个问题："什么是浸礼？"学童们齐声回答："浸礼是一种从灵魂中洗涤原罪的圣礼。"这位牧师告诉学童们，这个定义是不正确的，他将向大家演示和解释真正的浸礼是什么。他向孩子们解释浸礼怎样进行，教徒怎样穿着白色的衣服慢慢入水，这个过程象征着旧的方式的死亡，而新的生命产生，这意味着对于上帝和人类的承诺与责任。他解释说，浸礼代表一个新的诞生。他非常热情地并以令人感兴趣的方式展示浸礼仪式的照片，也试图说明为什么浸礼是一种内心向新的生命形式转换的方式。在这堂关于浸礼的课程结束的时候，牧师问那些学童们什么是浸礼，他们还是齐声回答："浸礼是一种从灵魂中洗涤原罪的圣礼。"

一种精神的理论或模式会阻碍人们学习。我们认为，那些最熟悉精神分析理论的人，最不可能学到比昂思想的精髓。他们就像那位牧师曾经教过的那些学童。我们没有理由认为，在心理健康领域教授比昂的思想，会比上述的那位天主教牧师更成功。就像那些学童一样，我们的假设深深植根于使我们无视真实的一些理论；并且，不幸的是，受过训练的那些精神分析师，常常非常顽固地诱导患者接受他们自己的观点。

为了描绘一个主体，抛弃大量的主观假设是必须的。我们看着眼前的桌子，可能会以为它与书架是分开的，但实际上，它们可能是一个东西，它们之间没有分别。因而，为了描绘出我们眼前的情景，必须忘掉我们已知的东西，以便可以看到事物的真相。简单地举个例子，当别人问我的时候，我会说我面前的墙是白色的，而实际上，通过阴影或折射光，墙会展现出许多色彩变化。如果我们凑近看，我们甚至看不到墙，所有的都是白色的。

比昂的着眼点，是精神分析治疗小节本身的现象学。他审视治疗小节以及相关的元素。这些元素包括：情绪氛围，对这一小节的感觉，分析师的情绪状态、想法、感觉和愿望。探索的焦点是放在心理的内部过程。我们还是要强调，比昂的着眼点，是精神分析治疗小节中所面对的现象。为了说明这些现象，他运用了许多哲学、数学和精神分析的概念，这种方式与我们想传达一种体验的时候所用的语言是同样的。但是，他试图描述的恰恰是体验本身。比昂运用理论就是为了描述这些现象。他运用理论、模式以及神话，作为一种描述心理活动的语言。因而，比昂所提供的不是一个理论，而是一个描述性分析或一个描述性综合。

进行这种现象学式的分析，必须遵循一些原则，比昂所选择的这些原则，就是"使真实浮现"和"心理成长"。心理的成长是通过"面对真实"来实现的。比昂探索真实得到发展的过程，也探讨真实被阻碍的过程，这就是基础，也是比昂所做的唯一假设。他全面地分析发展和阻碍真实的全部过程，并以此作为他的基本假设。他设计的理论被用于展示这些变化的过程，这些理论从来没有被作为一种构筑理论框架的基本元素。因而，任何理论的运用，都永远是展示真实的发展或退化阶段的个人化的方法。本章余下的部分，将试图理清在众多精神分析师头脑中占据重要位置的那些理论。

弗洛伊德是哲学家们所说的坚定的决定论者。这意味着，一个事件永远有一个导致其产生的客观原因。比如，弗洛伊德的理论就是，一个症状的产生是因为性内驱力受阻，症状是这种内驱力的替代性满足。因而，症状的原因是性内驱力的受阻。在比昂的概念框架内，没有这样一个因果联系。一个患者因为患哮喘而接受精神分析，他相信精神因素是哮喘背后的原因。这是患者接受精神分析的一个很清晰的理由，但是，真实的理由却很难确定。另外一个患者希望接受精神分析训练成为分析师，他需要精神分析的理由是要成为分析师必须接受精神分析训练。而另外一个患者因为强迫症状接受分析，因为症状妨碍了他的工作。在这些例子中，精神分析都会习惯于定义出一个可以直接描述的客观的东西。这些个案所描述的只是症状，而患者想治疗的内在困难还没有被确认，好比患者来到分析师这里说："我希望接受精神分析，但我不知道为什么需要。"

精神分析揭示了构成问题的内部状况。那么，就精神分析来讲，症状就是掩饰问题的谎言。说"为了治疗哮喘接受分析"，或者说"我接受分析是为了成为精神分析师"，或者说"自从离婚后，我患了抑郁症，所以接受精神分析"，这些都是对的。这样说至少比说"我不能思考，所以接受分析"，或者说"我生活在自我欺骗中，所以接受分析"，或者说"我把自己的生活弄得很糟糕，所以，我接受分析"更受尊敬。

精神分析是对内部世界的真实的诊断。比如，那位哮喘患者展示了一些状态，而这些状态附带着下面的一些相关因素：患者对分析师隐瞒了他自己的信息；他的情绪阴郁、迫使他妻子处于绝望的边缘；他总是容易激动；他讲很多话，但缺少思想内容；他要求分析师两年内治愈他的哮喘。现在，我们还看不出症状背后的原因是性内驱力受阻，但我们看到了一个恶魔般的恨，这一点连他自己也没有意识到，他也隐瞒了他自己。我们所能肯定的全部就是，"哮喘、强迫症状或者希望成为分析师，都不是一个人来接受分析的真正原因"。从本质上讲，这代表了一种观点，症状并非是对现实原因的掩饰，而是由一件特殊事件引起的。没有一个患者来咨询的时候会说："我来接受精神分析，因为我不能去爱。"患者来接受分析的时候会掩饰地说："我有哮喘，可能背后有心理原因。"因而，症状是对于真实的掩饰。对于患者来说，症状也是真实的隐藏标记。那种症状是因为性欲受阻的观念适合于一种物理主义的人智说。比昂说，这种因果论的解释使困扰的感觉合理化。我们似乎在说，我的全部困扰是由于我出生以后妈妈处于抑郁状态；我的哮喘是因为性欲完全受阻；我的全部烦恼是因为……

无论原因是什么——实际上是什么也不重要，总之症状证实了困扰的内在感觉。因而，推测出来的原因是偏执宿命论的一部分。比昂认为，对于困扰加以否认，是为了逃避人们所恐惧的抑郁。一旦有一点症状表现，患者就立即要求分析师给他一个原因。这样，患者就可以挡开那对他产生威胁甚至淹没他的抑郁。当患者意识到他多么痛苦以及这种痛苦具有幻觉的特征时，他常常变得非常抑郁。

我们举一个临床上的例子来说明这一过程。这是一位女性患者，她憎恶她父亲。很明显，她父亲对她没做过的事情加以责难，他父亲残暴、粗俗，在房间里大吵大闹。这"导致"她尽可能离开房间，自己到外面做开业律师，不再向父亲提出财政上或其他方面的要求。21岁的时候，她结婚了。她患有湿疹、气管炎以及反复发作的咳嗽，在尝试了药物治疗之后，她的医生提出她的病可能有心理因素，于是她就来接受精神分析。在接受精神分析的过程中，每到周末的时候，她的治疗会出现突破；但到了假日，她就成了一个制造恐慌的人；并且，每当治疗师与她分开的时候，她就会出现反复的神经性咳嗽。在治疗师不在的时候，治疗师作为固化在咨询室里的客体仍然存在于她的心里，她肯定认为，治疗师心里没有她。她将自己与治疗师之间的联系体验为身体上的、而不是心理上的。通过治疗师在周末给她额外增加治疗以及治疗早期的突破性进步，她的这种感觉得到了强化。她常常在我伦敦诊所附近的一个长椅上吃东西。精神分析使她明白了，她是一个不顾一切地依赖妈咪的婴儿，恨不得在身体上紧抓住不放。我对她说："当一个小节的分析结束，我把你推出门——推出卧房的时候，你这个小姑娘将不会挨打，并且坐在妈妈的膝盖上（公园的长椅上）。"这个解释也激怒了她，因为治疗师能够看穿她内心的那个儿童，而她认为自己是一个成熟独立的女人。

那么，如下这些因素——对于治疗师身体上的依恋，本质上会由于相信治疗师会在性的方面诱惑她而备受折磨；对于治疗师的理想化；一个内在的全能感；一种愤怒的自我正义感；湿疹的爆发；外部形象的心理表象的缺失以及随之而来的思想能力的缺失等——是一个情绪丛的全部元素。它是精神分析体验的一部分，当开始放弃一种不同的模式的时候，理解一个情绪丛才变得有可能。现在，这个患者的确呈现出了不同的模式，这个模式由如下因素构成：去理想化——就是把治疗师看做一个可以犯错误的普通人；相信治疗师将不会诱惑她；一种治疗师是一个与别人一起存在的意象；谦卑感代替了全能感；一种接受对于发生在彼此之间"不好的"事情的责任能力；哮喘发作的明显减轻以及湿疹减少；治疗师心理表象的出现以及思想能力的发展。根据新的模式，她看到了她先前的感觉体系是扭曲的。总之，在她新的情绪丛中，她开始意识到以前不曾面对的现实；开始遗憾自己过去的生活是建立在虚假的感觉之上；开始为自己对待丈夫和父亲、母亲的方式而内疚；对于切断了多种生活的可能性的途径感到哀伤。她开始承受个人的遗憾、内疚与哀伤。她进入了第一个情绪丛，在这种情绪丛中，她感觉到的是不能承受这些"阴郁的"情绪。这揭示了她生存的一些内在感受。在这里，一些真实的东西浮现出来。伴随着真实的，是希望的黎明的出现。当一个人决定面对痛苦而不是逃避的时候，变化出现了。治疗师有幸可以目睹一个患者对痛苦从逃避到面对的变化，而不是为什么会这样的原因。

我们相信，这些例子有助于阐明那些在一个人的生命中发挥作用的因素，这些因素，与将性内驱力或本能作为导致那些状况或症状的个人力量的概念并不匹配。

某些人从逃避痛苦转向接受的现象，是对弗洛伊德快乐原则的直接的反对。然而，这一变化恰恰是比昂的发育理论中相当核心的东西。因而，我们必须抛开快乐原则及与快乐原则相关的东西。比昂认为，心理发育最关键的是这个人决定逃避挫折或者忍受挫折。在精神分析过程中，分析是对于内心痛苦、遗憾、羞怯、内疚或抑郁做出解析，这种解析促使患者由逃避这些内心现实变成接受这些内心现实。这种方式背后的理论就是：这种内心现实的接受，可以促进心理发育。这种接受，不能在弗洛伊德快乐原则的理论框架内得到解释。弗洛伊德用延迟愿望的满足来解释这一人类行为，意思是说放弃目前的快乐，有利于将来获得更大的快乐。这意味着一种选择放弃现在的快乐能力，也意味着一种判断：放弃眼前的快乐会更好——这暗示着，一个人的行动不是用有效的因果关系可以解释的，而是靠一种将来的、有好处的愿望所驱动的判断。比昂认为，动机体系存在着一种向另外一种变迁的倾向，一种动机就是趋乐避苦，另外一种就是渴望真实的浮现和情感的成长。因而，那些深深地植根于许多分析师内心的、构成弗洛伊德理论和实践基础的因果关系的概念，会妨碍对于心理发育的综合理解和领会。简而言之，与弗洛伊德整个理论体系密切相关的快乐原则，同比昂的动机原则——真实原则——是对立的。一个人宁愿选择痛苦而不是逃避痛苦，这样的观点与弗洛伊德的思想方式完全不同，尤其是比昂甚至构想这种情况发生在生命的更早期。

弗洛伊德的性力比多观念会妨碍理解比昂的描述性精神分析，没有什么东西可以占有它不该占有的地方。在比昂的陈述中，情感的成长取代了性力比多的位置。弗洛伊德"症状是力比多受阻后寻找替代渠道表达的结果"的观念，在精神分析思想领域根深蒂固。但我们认为，这种观点与精神分析的体验是相反的，对这种观点的顽固坚持会阻碍对于精神分析过程的理解。有些人可能认为，在比较人本主义的自体心理学中，弗洛伊德的假设已经被取代。但认真地研究后可以发现，Hartmann 的假设仍然隐藏在 Kohut 的阐述的背后，在这个假设中，快乐原则所发挥的作用仍然是最大的。

如同 Bergson 曾经说过的，"我们不知道生命会往哪里去。"比昂的精神分析试图忠实于活生生的现实或真实。因而，他认为，"机制"这一专业术语是不恰当的，因为它只适合于死气沉沉而不是活生生的世界。克莱因学派的分析师频繁地使用机制这一术语，这不仅与比昂的思想毫不相关，而且还会阻碍对于比昂精神分析思想的理解。

我们觉得需要强调这些，因为我们需要清楚，许多克莱因学派的分析师一方面使用机制这一概念，与此同时又认为他们是在追随比昂，实际上他们还是在克莱因的理论框架内，并不能真正理解比昂。

比昂反对弗洛伊德的梦的解析理论。弗洛伊德认为，梦的功能就是隐藏或展示一个隐蔽的欲望。比昂认为，梦的功能是将心理的碎片综合为一个完整的东西。

弗洛伊德认为，思想的功能是减少紧张；而比昂认为，思想的功能是处理紧张。弗洛伊德与比昂之间存在着一个最根本的区别，这种区别就是：前者的模式假设存在着一个排除痛苦与挫折的系统；而比昂的模式是认为人能够忍受和承担痛苦。弗洛伊德将思想看做有机体实现满足的一种模式，比昂把思想看做是为真实服务的，人们用思想理解自己。弗洛伊德将焦点集中于人类这种动物为了自己的生存需要而必须去征服的外部世界，而比昂所关注的，主要是个人自我意识的反映。在弗洛伊德的体系里，个人对于自我理解的需要没有位置。

在比昂理论中遭到修正的、最让人吃惊的弗洛伊德流派的概念，就是意识－潜意识概念。弗洛伊德流派最珍爱的信念就是，精神分析探索前意识、意识以及潜意识中的关系。而比昂认为，这个概念干扰了对于精神分析的理解。比昂认为，"意识－潜意识"取向的概念应该被"有限－无限"取向的概念取代。无限是指没有形式、没有种类、没有数量。为了展示把握从无限向有限的转化过程，他引用了 Miton 的话，

"从幽深的水中，世界诞生，它来自无形、无限、虚空。"

我们希望，通过这本书，读者能够把握这一"有限－无限"取向的倾向，同时，把自己的思想从意识与潜意识概念的束缚中解脱出来。否则，会阻碍对于这一过程的理解。意识，意味着知道，这应

该被看作是与事件本身不同范畴的东西。这种不同的范畴，被比昂称作"顶点"（vertex）。不同的顶点理论取代了意识——潜意识理论。使用术语潜意识，还有另外一个缺陷，那就是，似乎无意识可以被看做一件事情，以至一些人会用这样的短语："它被排斥到潜意识"，好像潜意识是心里的一个地方。取而代之，我们需要知道的，应该是"为什么一个人不知道关于他自己的事情"；而比昂所从事的就是弄清楚"为什么一个人不知道关于他自己的事情"是怎样发生的。

在临床实践中，这种有限－无限的倾向有很多例子，我们下面将举两个例子。一个男人来接受精神分析，因为他妻子突然对他说，她要离开他。分析师对他说：

> "似乎有两个层面。一个层面就是，一个孩子逼迫我给你宠爱——给你适合你的时间、在周末休假的时候去看你、用特别的体谅去治疗你；另一个层面就是，你在吵闹恳求不要给你这样的宠爱，因为这样的宠爱束缚了你，使你感到有责任、有义务，这种吵闹是为了从一种压力中解脱出来，这个压力就是那个被宠坏的孩子加诸于你的。"

现在的这个精神分析评注，隐含着关系到他一生的权利。他的双亲把他当作一个孩子来宠爱，但他自己会感到受束缚。在后来的生活中，他找到了工作，但他不能胜任，也无法摆脱束缚。这也是一个我们大部分人都知道的有一定相关性的"生活问题"。我们可以称它是一种没完没了的事实，它具有比昂称之为无限的维度。此时，患者对于解析所做出的即刻反应就是："可能这就是我对妻子所犯的错误。我必须以不同的方式对待她。"他立即确定了这件事的界限。他没有把精神分析看做一种解析，而是把它当作他应该做什么的指令。他把自己的维度从无限变为有限。精神分析中的挣扎，就是围绕防止有限的事物变为无限的而展开的。

　　与反对意识－潜意识假设密切相关的是比昂对于初级思考程
序－次级思考程序理论的批判。这个理论是弗洛伊德理论的另外一
个重要的基石。比昂用不同层面的思想理论取代了思考程序理论。
这些不同层面的思想，包括阿尔法元素与贝塔元素的假设性概念。
在精神病心理状态下，阿尔法功能缺乏或不足。弗洛伊德理论的最
后的基石——结构模式，也被比昂的方法含蓄地破坏了。在比昂的框
架内，超我被一个寄生性的或完全交互作用着的♀♂概念取代，这个
概念，减少了概念含义的情感色彩；自我是有限的，就如同我们前面
举的那个例子"我该以不同的方式对待我妻子"，自我的概念也被真
实的演化和浮现的概念取代；本我概念因为多余干脆消失了。20世
纪70年代后期，在 Tavistock 诊所的一次研讨会上，比昂曾经说，
他没发现结构理论有什么用。

比昂与克莱因学派

　　克莱因的忠实弟子们接受比昂早期的观点，但是，对他后期
著作中的观点持怀疑态度。一位资格较老的克莱因派学者曾经说：
比昂在1963年那本《精神分析的元素》（*Elements of Psycho-
Analysis*）之后，没写过任何有价值的东西。其他一些人认为，他离
开英格兰的时候能力退化了；并且他后期的每一件作品都不值得重
视，因为那是一个衰老男人漫无边际的混乱的思想。比昂与克莱因
学派的关键分歧点集中在比昂的《转化》（*Transformation*）和《专
注与解析》（*Attention and Interpretation*）这两部著作上。我们所
关注的是为什么后期的比昂不被克莱因学派所接受。

　　我们认为，第一个原因是他提出的关于"O"的概念，这个概念
最初出现在《转化》中，在《专注与解析》中，O 的概念得到了进一

步的阐述。比昂是这样定义 O 的：

O 代表终极现实，我们可以用诸如"终极现实"、"绝对真理"、"神性"、"无限"或者"事物的本质"等词汇来代表 O 这一终极现实。

O 这一概念因而具有心理玄学或宗教色彩。克莱因对于宗教和哲学不感兴趣，但也不反对。但克莱因的一些忠实追随者，就像弗洛伊德一样，坚定不移地反宗教，并且非常狂热地反对任何具有宗教气息的哲学见解。他们坚定地坚守弗洛伊德的无神论观点和实证主义作风。当比昂创建"O"这一概念的时候，最初只是把 O 作为一个宗教和心理玄学概念。克莱因学派的学者从那时起，就迅速地与比昂的思想脱离。

基于领会的个人化行动，一直是比昂竭力要达到的认知与情感目标。预想（pre-conception）就是寻求对于选定的事实的理解和发现其中的意义，这两种方式都是这种思想的表达。本质上，基于领会的个人化行动对于所接受的教育具有颠覆性或潜在的颠覆性。一些克莱因学者已经成了新正统的守护者。在科学发展史上，这是一种很熟悉的现象。Koestler 曾经对此进行过辛辣的描述：

"随着一些作为先头部队的新天才人物的突然耀升，新的领域展开了，但随后一群平庸的人就占领了这个领域。很快，新的革命转向一种新的正统，不可避免地出现下面的征兆：片面、片面的专业化、丧失与其他思想的接触、最终脱离现实。我们可以发现，在科技发展史的各个时代，这种现象似乎都不可避免地会发生。自然发生的这种正统，顽固地进入一种思想的封闭系统，不愿意或者不能吸收新的基于经验的材料和信息，也不能使自己适应其他思想领域里那些有价值的变化。"

因而，比昂"基于领会的个人化行动"理念和勇气的出现，对于那些维护克莱因教导的纯洁性的充满焦虑的人是一种威胁。这种排斥态度更容易从长期在一个团体的科学文化培养下生活的人中强烈地感受到。例如，据说如果 Salman Rushdie 不是巴基斯坦人，并且没有接受穆斯林教育，那么，他将不会招致宗教裁决。当一个人原本接受了一个团体的教育，而由于接纳了一种新的与原来团体不同的观点的时候，这个团体会感觉遭到了背叛，并更加紧密地团结在一起。

仅仅在比昂的后期著作《专注与解析》之后，比昂早期思想的全部内涵才清晰地展示在克莱因的那些追随者面前。

比昂的思想最接近克莱因学派，他的很多关键概念都是直接从克莱因学派吸收来的，比如投射认同、分裂、死本能、偏执分裂－抑郁状态等。但是，他采用的上述概念服务于不同的观念体系——一种新的元心理学。在他的《第二种思想》（Second Thought）里一篇关于精神障碍的文章中，他引用了死亡本能的概念，但是，在他后来形成自己思想体系的著作《从体验中学习》《精神分析的元素》以及《转化》中，他都不再使用这一概念。

克莱因派很关注心理现实、内部客体以及心理变化，比昂也是这样的。那么，比昂的方法与那些坚定信奉弗洛伊德或克莱因的人有什么不同呢？我们可以指出如下的一些不同点：克莱因比较关注心理发育过程和由于贪欲及嫉妒的力量导致的心理发育的破坏。比昂的方法比较积极。他的探究范围比其他人更广泛。他关注人类以往的演化，也关注人类将来的趋向。这些智慧的意向是非常重要的，但我们相信，这不是问题的关键。比昂的着眼点是一个真实或真理，这种真实是未知的，因为它是不可知的，他将这种真实称之为"O"。这完全不同于他的前人克莱因或弗洛伊德。他们的着眼点基本上围绕着本能冲动。这里，我们就有了两种从根本上不同的个人模式，这个个人模式可以将比昂与克莱因以及弗洛伊德区别开来。以 O 或终极真实为起点，比昂开拓出了自己的领域。精神分析成了一种O的表达方式，精神分析是比昂进入O状态的切入点。聆听比昂演讲的时候，人们会有一个清晰的印象，这个演讲者所关注的，在广度和深度上，远远超越一个学科所能拥有的；大部分克莱因派学者、伦敦精神分析协会学者或美国的学者都不具备这种风范和境界。

在第二次世界大战后，比昂在克莱因的督导下进入了精神分析领域，并且基于可以独立思考和行动这样一个前提，继续追随克莱因。如果这个推测没错的话，我们目前所看到的就是这样的——比昂成了一个独立的思想者，深受克莱因影响，但不是照搬克莱因的思想。克莱因这样一个团体与比昂这样一个人的关系，是需要另外一个章节来说明的问题。

读者需要把那些精神分析中的教条尽可能抛掉。顽固地坚持这些理论，会阻碍读者对比昂精神分析思想的理解。与弗洛伊德的理论比较，当我们发现，比昂的思想是多么离经叛道的时候，我们会受到震动。我们认为，那些固守着弗洛伊德理论教条的人，将无法真正理解比昂所做的工作。比昂也运用一些弗洛伊德和克莱因的理论，这可能会导致一些分析师认为，比昂的思想还是在弗洛伊德和克莱因的理论框架内。这种看法是错误的。他用他们理论的一部分去说明一些现象，但是，他的分析性描述则暗示了对于弗洛伊德和克莱因理论体系的一些基本原则的拒绝。

第二章

比昂：他的性格

> 无论我们有什么天赋，我们都要珍惜它们，使其归于率真、单纯和真实。
>
> ——Newman

如果把比昂可以流传千古的核心思想凝练地进行总结的话，可能会是这样的："用自己的心和灵魂思考和行动。"比昂把自己的精神情感专注于对于体验的精神分析。在他的自传体著作《漫长的周末》(*The Long Week-End*)中，他给我们讲述了他战友的一个故事。这个战友叫Asser，他宁可选择被敌人杀死，也决不投降。Asser和他的坦克小组被一伙敌人包围了，敌人要求坦克里面的人投降。坦克里所有的人都走出来了，举起双手向敌人投降，Asser最后一个出来，紧握着他的柯尔特手枪想要战斗，但他很快就被敌人杀死了。比昂此时写到：

> "我从心里知道，这样的情况下我不能继续战斗。我不能理解Asser何以能有这样的勇气。我能理解我以往所听到的所有现成的解释，但我不能理解这件'事物本身'。"

　　比昂的工作就是致力于理解"事物本身"。

　　在平常人看来，研究"事物本身"是如此的让人瞠目，以至我
们会认为，比昂大概耗费终生试图彻底了解其中的秘密。比昂才19
岁，在仓促地接受了一些训练之后，他被匆忙地派到前线，进入
Ypres 坦克部队。当他正与一个叫 Edwards 的战友聊天的时候，他
亲眼看到战友被一个突如其来的弹片击中，脑浆迸裂；他见到一个叫
Despard 的战友就死在他的旁边；比昂的另一个战友，死前要求比
昂给他母亲写信；一个德军士兵哀求比昂看一看他的朋友是否已经断
气；比昂还目睹了由于一个步兵团指挥官的愚蠢，他的三个战友在坦
克开上一个山坡的时候，在他眼前被炸死。

　　那场战争的头三个月，有100万同盟军战士被杀死。比昂不是
唯一一个经历这场令人震惊的战争创伤的人，但是，我们认为，他
是试图彻底了解和理解这一创伤的少数几个人之一。人们可以选择
与这些令人震惊的创伤体验分离，也可以选择去抗争、去寻找创伤
的意义——不仅仅是寻找创伤的意义，也寻找人们对于创伤的反应的
意义。这种反应，或者怯懦，或者勇敢，它们彼此是密不可分的。

　　毫无疑问，比昂是一个勇气非凡的人。19岁的时候，他面对了
一个令人震惊的危机，那不仅仅是一个危机，而是一大批危机，这
些危机积聚在一起，制造了一个巨大的灾难。他的勇气是不容置疑的。
他被推荐授予"维多利亚十字勋章"，但他没有接受，部分原因是他
自己不情愿；然而，他接受了"卓越服务勋章"。比昂坚持认为他是
一个怯懦的人。我们认为，可以从表面的含义上接受这种看法，但
请读者记住，真正不怯懦的人才能看到自己的怯懦。

童　年

1897年，比昂出生在印度的 Muttra，他父母都是英国人，他们都是勤奋的由英国贵族组成的高级俱乐部成员。有些人生来就属于这样的俱乐部，并且有足够的金钱支撑使之成为可能；但有些人没有那么多的经济财富，为了维持俱乐部成员的位置和荣誉，必须作出巨大牺牲。比昂的父母就属于后者。他出生在这样一个阶层的家庭里，乔治·奥维尔曾经将这样的阶层叫做"较低级的上流中产阶级"。乔治·奥维尔是这样描述这个阶层的：

> "我用金钱来描述这个阶层，因为这是理解这个阶层的最快捷的方式。不过，英国的等级体系的基本点并非完全能用金钱来解释。粗略地说，金钱决定着阶层的划分，但多多少少也受世袭系统的影响，很像一个偷工减料盖起来的现代平房，里面有中世纪的幽灵出没。因而，事实上，上流中产阶级的范围已经扩展，甚至扩展到年收入低至300英镑、甚至更低的一些中产阶级阶层，这些人是没有社会地位的。

> 如果你的年收入是400英镑，并属于这个中产阶级阶层的话，那么你会很不舒服，因为这将意味着你的绅士派头几乎完全是理论上的。可以说，你将同时生活在两个层面，理论上，你知道如何对待仆人、如何给他们付小费，但实际上，你最多只有一两个常驻仆人；理论上，你知道穿什么样的衣服、预定什么样的晚餐，但实际上，你做不起像样的衣服，也去不起像样的餐馆；理论上，你知道如何骑马狩猎，但实际上，你没有马可以骑，也没有一寸土地是属于

你的猎场。这就是印度（最近是肯尼亚和尼日利亚）这类国家吸引"下层高等中产阶级"的地方，在那里当士兵或职员的人不是为了赚钱，他们去那里是因为那里的马便宜、狩猎免费、有很多廉价的黑奴，在那里很容易做一个绅士。在这种我所谈到的死要面子的家庭中，有比任何不需要救济金的劳动阶层家庭都要多的贫穷意识。租金、买衣服、学费都是无休止的噩梦，想得到任何奢侈、甚至一杯啤酒，都是无法想象的。"

比昂一生都在努力奋争去养活自己、养活这个没有资产的家庭，而这种资产是作为一个上层中产阶级不言而喻都会有的资产。因而，他有时还要生活在这样一些人中间，他们期望他、无疑也相信他实际上是富有的。第二次世界大战之后，他在 Iver Health 买了座房子，他听到两位绅士问他：哪种傻瓜会把8000英镑白白扔掉呢？比昂回答说，他没有8000英镑可以浪费掉。虽然他没有多少钱，但别人不那么看。我们认为，比昂1968年迁往加利福尼亚的一个原因，就是在那里赚的钱比在伦敦的要多，这样就可以为自己的子女积累一些资产。

作为英国绅士，有一些被上层俱乐部或者外面那些羡慕者所认可的一些特征，诸如特别的口音、冷淡的姿态、对下人的轻蔑等，还有近百种其他"英国绅士"的特征，不是学来的，而是通过昂贵的公立学校潜移默化来的。送一个孩子去这样的学校，花费是巨大的，比昂的父母省吃俭用、勉强维持着，使孩子可以进入公立学校，因为只有这样做，才能维持住自己的尊严。但是，比昂的父母仅仅有能力把他送到一个略差一些的公立学校。比昂说，在那些他正在寻找进入新机体的入口和许可的"通过仪式"中，他有一种劣等感。他没能去伊顿、哈罗或者温彻斯特的公立学校。当他被征兵工作人员拒绝的时候，他感到非常耻辱；他最初到牛津的时候，也非常自卑。1924年，在他接受伦敦医学院院长的入学面试中，他带来了无法拒绝的荣誉以说服院长：他是牛津"十五成员"之一，他接着补充自己是牛津大学游泳队的领队，这恰恰是被大学接受的窍门。比昂已经学会了，必要的话，利用荣誉为自己的需要服务。

通常是在12岁或14岁进入公立学校，此前还有四到六年的预科学习。就这样，小比昂8岁的时候，从遥远的印度转到英格兰的学校，他在公立学校系统内经历了"全盘待遇"。在他的自传中，他告诉读者，他当时面临很大的困难，但是，他在运动方面的才能救了他。他感受到的是一个成人对儿童的态度。他说，作为一个来自印度的小孩，他开始体验"盎格鲁撒克逊"孩子司空见惯的体验。尤其在涉及"长大成人"的某些事情的时候，他们常常笑话他。这使他感觉自己幼稚，对他们产生愤怒。这些带着嘲弄态度的嘲笑者产生了一个精神分析师所说的坏的内部客体。这是一个令人恐怖的形象，比昂给这个形象命名为"吠犬"。当他被无法理解的"成人"包围的时候，他的孤独感——回撤到自己的内心世界的感觉始终伴随着他，伴随着他10年的学校生活，伴随着他在军队中的创伤经历，伴随在他后来的生活之中。这种孤独的回撤不是逃避，而是法国人所说的："退后一点，以便更好地前进。"

一天，在一次玩闹中，比昂用一根绳勒在一个男孩的脖子上，不一会儿，那个男孩就昏倒了。比昂把绳子松开，男孩又恢复了知觉。比昂对这件事情很忧虑，他偷偷去找一个男老师，好像是去问一个生物学问题似的，问他这种行为的后果，那个老师给了他一个回答，但没有消除他的疑虑。第二天，他去找了校长，他把自己所做的事情和盘托出。校长告诉他，如果他不能松开脖子上的绳子的话，那个孩子在半分钟内就会死掉。校长还告诉他，他很高兴比昂把这件事告诉他。这次意外说明了比昂的坦荡和诚实，也说明了校长对这种品质的尊重。第二天，校长向大家宣讲了用绳子玩闹的危险，但没有点出名字。比昂的诚实和校长的善意救助了一个运气不好的男孩。

第一次世界大战

很明显，比昂在第一次世界大战中的经历影响了他对自己和人性的理解，所以，我们要回过头来略为详细地了解比昂的那一段经历。他是这样生动地描述自己的："很多人把胆怯当做怯懦的人的一种倾向，这种人脆弱、任性、不可靠。对我来说，胆怯是我所具有的最坚忍、最健全、最持久的品质。"我们认为，这涉及我们前面所提到的"勇敢"。勇敢的人会感觉到恐惧，而不计后果的人是不会这样的。那么，看似荒谬的真理就是：胆怯是勇气的必要条件。喜欢争斗的人，可能并没有勇敢所必需的基本素质。比昂曾经说过："无论当时还是后来，我都不知道如何获取争斗的乐趣。"

有趣的是，丘吉尔与比昂的态度是相反的，1916年的时候，丘吉尔是皇家苏格兰燧发枪手团的指挥官，此时，比昂也在前线。Captain Gibb 是这样描述丘吉尔的："我深深地憎恶战争，但是，在那时或者每时每刻，我都相信丘吉尔酷爱战争。在他心里，没有什么让他恐惧的事情。在丘吉尔那里，没有恐惧的意识。总体来说，丘吉尔自己认同不列颠帝国和帝国的理想。"比昂意识到了恐惧，意识到了自己的内部状态。比昂不认同不列颠以及不列颠的爱国意志。他总是意识到自己与群体的分离，他分析群体的性质、质疑群体的意志。他是最极端的"局外人"的一个特例。我们是这样定义一个"局外人"的：局外人不被他生活于其中的人群认同。我们相信，使一个人融入群体，以便他或她可以感觉到自己是与别人结合在一起的，这种融入群体的不为人知的部分恰好就是那个"乐于"。这是一种投射性认同的主观体验。比昂与群体的联系是通过思想；而丘吉尔是通过情欲狂热与群体联系。我们可以通过下面这段描述看看比昂与丘吉尔的区别。

> "战争结束后的一天，我在一个普通的路边游泳池里游泳，另一个游泳者跟我搭话，他认出了我，但我好一会儿才从那样一个坚定的商人面孔中辨认出他——带有红扑扑的娃娃脸的 Broome。他说，当他回忆起战争年代的那些日子的时候，感觉是他生命中最快乐的日子。我回答，那是不可能的。他说，真的，他喜欢战争中度过的所有时光。所有时光，想象一下吧！我真的相信那个富裕的商人讲的是真话。"

很明显，比昂很吃惊，比昂作为精神分析师对这种现象进行了最专注的研究。

比昂最专注的是想知道外部现象的背后是什么。他是这样评价他连队的战友 Colonel 的："他通常是完美的，有时候，这样的服饰是一种人格的展现；有时候，那是看不见的人格的替代品；有时候，知道哪个是哪个是势在必行的。"令人失望的是，上面所提到的那位战友被一发子弹射中腹部杀死。"……我知道……当血腥的……喜鹊……这个早晨到来的时候"，他死前断断续续地说，"我的气数到了。"比昂说："我被刺痛，我不想对这位有点怪异的信命的爱尔兰人说什么。与子弹比起来，他很可能更相信那只喜鹊才是他死亡的原因。"后来的日子里，比昂开始探索类似这样的迷信的起源。

他开着坦克和自己的战友一起进攻了法国的 Cambrai。他生动地描述了他怎样开着坦克穿过由带刺的铁丝构成的路障，那个路障有 1.8 米高、3 米深。他曾经驾驶着坦克"闭眼"穿越这种路障向敌人进攻，为了躲避敌人的火力，他关闭了坦克的舱门。他靠自己掌握的罗盘确定方向，操控罗盘的位置是最易遭到子弹攻击的部位，他没有意识到自己已经被击中，过了片刻，他才发现有很多血在往外流。提到它的时候，他只是说那是一点皮肉伤。不一会儿，坦克完全瘫痪了，坦克里有 410 升汽油和大量弹药，有爆炸起火的危险。比昂和战友们从坦克里跳出来，占领了一个敌人的战壕。在那里，他们遭到了来自上面的火力压制，比昂跳起来向敌人开火，迫使德国士兵撤离了那个阵地。

比昂因此被推荐授予胜利勋章。他不认为自己该获得这样的荣誉，他那些战友的功绩和他一样。当将军找比昂讨论是否想接受嘉奖的时候，他说，"是的，非常想……但实际上那不是我的，先生。"过后，一位叫做 Carter 的战友问他交谈的经过，他说：

"我不该这么想，我什么都不想说。"

Carter 说："你应该事先好好学习怎样为自己着想。"

比昂说，他不能理解这位失望的朋友心里想的是什么。很明显，比昂并不贪求荣誉、地位或这些东西的外部形式。他似乎也不能理解那些对这些东西孜孜以求的人。他懂得荣誉给一个人所带来的负担。

许多年以后，在他担任过英国精神分析协会主席之后，他去了加利福尼亚。去那里的动机之一就是逃避荣誉带给他的压力，使他有时间发展自己的思想、去思考、去写作。他吐露了一点这样的信息：

"我能理解为什么维多利亚十字勋章实际上是一份死亡判决书；我能理解，为什么人们说勋章的获得者要么靠着英格兰吃软饭毁掉了自己，要么就会在随后为维持赢得的荣誉所作的努力中把自己毁掉。"

为了理解这一点，我们必须领会到比昂的观点的含义。当他采取那些勇敢的行动时，他多少处于一种麻痹状态，而那些行动使他赢得了高级服役勋章。他的假设是，别的荣誉也是这样获得的。那些人意识不到自己的勇敢，当他们获得这样的荣誉时，就会竭尽全力应付它——要么批评它、要么拼命地试图做到与所获得的荣誉相配。

在比昂的《漫长的周末》中，有183页专门描述他经历的战争，里面充满了痛苦、悲伤和荒凉。似乎对于比昂来说，自己被杀死只是一个时间问题。在他休假去看他在切尔滕纳姆的母亲时，他说："与我所尊重的任何人的关系都是无法忍受的，特别是与我母亲的关系。我只想离开英格兰、离开母亲，去前线。"这似乎是在说，战争中可怕的血腥也比和母亲在一起要好！在 Bosworth 旷野的战役之前，理查德三世曾经做过一个可怕的梦，这使他对 Ratcliffe 说了如下的话：

> "圣徒保罗啊！今晚，幽灵让理查德的灵魂充满了恐惧，Richmond 率领的，是成千上万面临考验的士兵的神灵。"

与母亲而不是幽灵在一起，比昂的灵魂所感受到的恐惧，远远超过成千上万的士兵将在前线被血腥屠杀的恐惧。客观上，他母亲可能是一个比较可怕的人，但是，这不是他传达给我们的关于母亲的形象，因为他曾经说过，他很尊重他的母亲。他向母亲投注了许多他自己内心的恐怖的幽灵。在另外一个场合，也就是他从前线回来，在白金汉宫接受国王授予的高级服役勋章时，他说：

> "我妈妈面对着我的沉默寡言和闷闷不乐很受挫败、无能为力，她问我，是否知道那个吝啬鬼最厌恶的花的谜语？她说那种花叫银莲花，它使人想到有一个人在不停地说，还有钱吗？还有钱吗？我对这些的反应就是无情的沉默，这种沉默充满了太强烈的敌意，以至我自己都感到恐惧。"

这段对话和描述，让我们似乎看到了这样一个场景，母亲试图去迎合一个阴沉的儿子。但是，这种迎合可能比较轻率，因为她对儿子的情绪比较迟钝，但无论如何是出自善意的。比昂对母亲的憎恨是源于一种投射，通过这种投射，他把母亲转化成一种隐秘的存在，这种隐秘的存在达到令他恐惧的程度。即使在这个阶段，他也还是能够意识到，最可怕的、最令他恐惧的敌人在他自己内心。他自己内心的敌人比什么都可怕，甚至比战争中的所有恐怖都可怕。这恰恰就是一个人成为精神分析师的开始。我们可以推测，正是通过他对于自己灵魂的了解和领会，使他深刻地理解了自己人格中的心理障碍。这也是他后来走向神秘主义的缘起。

比昂的性格

一个人的性格与一个人的价值观相关联。一个重视权力地位、专注于支配的人的性格，是不同于比昂的，比昂最珍视的是真实和爱的实现。价值重心的不同可以用来区别性格结构的不同，比如有信用的人区别于吹牛的人、骗人的女人区别于守信的女人等。把分析师本人与他的理论区分开当然是重要的，但是，我们也相信，某些深刻的领悟只能出现在像比昂这样将真实和爱的价值奉为核心的人当中。如果真实可以愈合心灵的创伤，那么精神分析师最初又是出于什么动机而成为一个分析师的呢？是为了声望、为了说的欲望，还是为了设法将真实转达给患者？因而，我们不信任那些不把实现爱、自由和追求真实作为核心价值的人的理论。判断一个人的价值观是困难的，因为这种价值观是内在的，并且，是大部分人都意识不到的。我们认为，比昂的遗孀 Francesca，通过发表求爱阶段以及婚后不在一起的阶段比昂给她的情书，为精神分析界了解比昂提供了帮助。没有什么能比目睹他们的亲密联系更有助于了解比昂的核心价值了，阅读情书是任何其他方式都无法替代的，这些情书发表在《我记忆中的全部过失和天赋的其他方面》(*All My Sins Remembered and The Other Side of Genius*) 这里，我们简要地对这些情书中显现出来的比昂的性格做一个总结。

　　情书中显现出来的最明显的特征，是比昂为人的简单。在我们纷繁复杂的世界里，这种品质可能会遭人嘲弄，但是，贤明的人并不这么看。17世纪威尔士大主教 Fenelon 就是这类贤明的人。他是这么说的：

　　　　"生活中，当人们说某一个人简单的时候，通常都意味着那是一个愚蠢、无知、幼稚的人。但是，真正的简单非但不是愚蠢，反而是智慧的顶点——大智。对于这种大智，所有好人都喜欢和羡慕它，当与其相背的时候能够意识到，在其他人身上也能看到它，知道它的含义是什么，但是无法精确地定义它。我应该说，简单是不受意识约束的灵魂的最真实状态。简单与诚实也不一样，诚实是一种相对来说自感低卑的品质。许多人诚实，但做不到简单。这些诚实的人只说他们认为是真实的事情，他们重视的是这件事情是什么，而不重视探索事物并把事情呈现出来。他们永远都思虑太多，掂量自己的每一个措辞和想法，谨小慎微地担心自己做过了或做得不够。这些人是诚实的，但不是简单的。真正的简单，是一种'中庸之道'，即不轻率，也不做作。在这种状态中，灵魂没有屈服于外界，因而，这种简单状态不能通过深思熟虑而获得，也不能有意识地通过精雕细琢制造出来。只有那些经得起时间考验的灵魂，才具备真正的简单。这样的简单的确是一笔伟大的财富，为了获得它，我愿放弃一切！"

正是因为定义简单很困难，所以列举比昂具备这种简单的证据也很困难，但我们通过比昂写给妻子和孩子的信可以看到一些端倪。下面引用的是比昂写给妻子的一封信和写给孩子的一封信。

首先是比昂写给 Francesca 的求爱信：

"如果这是一个梦的话，它就是一个我所有过的最长和最绝妙的梦；如果它不是梦，那么，我将无地自容。天啊！我觉得，她是多么可爱！多么可爱！并且，她已经答应嫁给我。真是太奇特非凡了！我已经为某一个人陶醉了。我该怎么办？如果她发现我是一个丑陋的普通人的话，她会非常失望吧？那样的话，我将非常哀伤。那我将开始希望你非常喜欢普通人。你真的知道我是一个普通人，并且同样爱我，对吗？请你说对！我最亲爱的 Francesca，我要告诉你，我是多么兴奋、又是多么紧张！"

然后是比昂写给孩子的信：

"我在哈利大街的房间里，有一扇小窗，我总是让它开着，以便有新鲜的空气。但是，现在，一只鸽子已经在那里建了一个巢穴，已经下了好几个蛋了，那只鸽子正准备把那些蛋孵化成许多小鸽子。我不知道小鸽子降生后母鸽子是怎样给小鸽子觅食的。我希望那些将要降生出来的小鸽子别太吵闹，如果太吵闹的话，我的患者可能会不喜欢。"

比昂写给孩子们的一些优美的信件已经出版印刷了，并附上了带有他笔迹原稿及他绘制的用于说明某些观点的精美图画。如果理解得不错的话，我们可以说，简单是比昂性格中的最显著特征。在一封信中，比昂承认，他能够明晰地抓住问题的关键。这种直指问题核心的明晰性就是简单的一个例证。我们相信，简单是他人格的核心。

一位现在已经去世了的伦敦分析师 Maureen Brook 曾到比昂那里接受督导，在比昂的咨询室，她很惊讶地看到了一个装档案的橱柜，她猜想里面大概堆着一些文献材料。有一天督导结束的时候，比昂问她是否想来杯茶，她点头，比昂从橱柜最上面的抽屉里取出了茶壶、奶、糖和茶叶！ Albert Mason 也曾经到比昂那里接受督导，督导的是一个非常严重的个案，个案中的患者常常在晚间起来打开灯看看他自己是不是还在床上。听到这里，比昂摸着自己的胡子、眼睛闪闪发光地说："很好，我们全都有资格具有和别人不一样的观点。"我们希望能够把握，在比昂的生活中，他最珍视的是什么。社会学家会把它定义为价值观或生活理想。其实，对他来说，快乐和满足来自于他对妻子和家庭的爱以及被妻子和家庭所爱。在一封他写给 Francesca 的求爱信中，他清楚地表达了这一点。

> "对我来说，在这个世界上，你的爱是最明确的事情，当我拥有了它，无法想象我还会有别的要求。我最亲爱的，我是一个非常普通的人，但是，有了你的爱，我也成了一个快乐的人，这是我最大的满足。如果外界所说的成功或外在的炫耀到来的时候，是非常令人惬意的，但完全无法与普通的幸福和满足相比拟。"

对于比昂来说，这种爱是最明确的事情，所以自然而然地，他按照这种超级价值目标努力维护和增加这种爱。在另外一封信中，他这样写到：

> "我如此深地感到，我能够建设一个幸福的生活和家庭，这使我自己都感到惊讶。人们可以看到，很多人似乎具备建设幸福生活的条件，但他们浪费了这些条件，结果证明，他们是琐碎、不称职的。最惊人的命运，是使每件事都比较具有悲剧色彩，但又是那么不引人注意。这里一点失败、

那里一点失败，越来越多，命运就是如此捉弄人。所以，我们应该希望自己做得更好，你能帮助我做得更好、发挥更大的作用。"

对于比昂来说，那种世间常见的、耸着肩膀的玩世不恭和对关系的损害不屑一顾的态度，是非常陌生的。他自己与他所爱的人的联系是非常紧要的。他力求努力以一种有价值的方式做好自己的事情。在给他孩子的一封信中，他这样写道：

> "马虎地对待一项工作并且一知半解，是很糟糕的，那只不过是一种对于无知的简单掩饰。这样做很容易，但可怕的习惯也就形成了，因为这样投机取巧之后，你会继续自我欺骗，即使不需要的时候，也会继续这样做。不要错误地认为想做好一件有价值的事情会很容易。不幸的是，那些愚蠢的人都想投机取巧，因而也不会有价值。"

很清楚，比昂所珍视的是什么。那是一个目标，那个目标是有价值的。就目标而言，那意味着他和一些人紧密地联系在一起，意味着他愿意为他们的存在尽力。精神分析就是这其中的一部分，其他的还有真实和美好的东西。当我们投入到与这些有价值的目标有关的工作中时，值得投入全部精力使之做得更好。由于比昂的简单，那些深爱着比昂的人都很容易理解他。这一点在他死的时候，他7岁孙女的一句话总结得很好："我没有意识到，我已经这么好地理解了我爷爷。"

一个精神分析师的工作，就是去理解他的患者。这一目标可以通过关于自己的知识来实现。比昂信奉这一目标，并且实现了这一目标。我们认为，他实现了对于人类心灵的理解，在这一点上，其他分析师还无法超越。

第三章

情感催化剂

什么东西会有持续的作用呢？那就是任何可以激发、动员、产生属于"爱—恨"范畴的情感的东西。

——比昂

比昂所关心的是把思想用于情感体验。那么，问题也就随之产生了：是什么触发了情感体验？比昂的回答是这样的：一种情感体验不可能在与关系隔离的情况下被理解，恰当的说法是"一个人与另一个人的关系产生了情感体验"。比昂把人与人的联系简化为 L(Love，爱)、H (Hate，恨)、K (Knowledge，知识)，把它们每一项的负面简化为 -L、-H、-K。初看起来，把两个人之间的情感流动简化为这样六个因素似乎太公式化了，并且，在精神分析的研究领域里，这种简化的理论原理似乎也似是而非。每个人都适合按照这六个因素来归类吗？我们认为，是的，我们可以在 L、H、K 以及 -L、-H、-K 的范畴内对人归类。如果我爱一个人，同时又害怕被他拒绝；如果我们恨一个人，同时又害怕他的报复；如果我们抑制爱的感觉，同时又害怕受到冷落；如果我们抑制恨，同时又害怕撤退认输……那么，这些被抑制的情感仍然在活动着，因而，这个人仍然害怕被抑制的反应呈现出来。这种害怕，就像我们将要承受某些东西的那种感觉。必须注意的是，比昂提出的这六种联系全部都是情感的主动活动。恐惧或害怕是一种被动性。被动性跟随着主动性，因而，主动性是初始活动。但是，我们也可以认为一些情感活动不被包括在比昂的六种联系之中，比如信任。比昂的分类很像是一种基本的综合性归档——可以将一些相关的情感归档到比昂的分类中。比如，信任可以被归档到 L，贪婪可以被归档到 H。因而，我们可以认为，全部情感都可以在比昂设计的这六种联系的范畴中进行归档、分类和定义。

K 这种联系，是一种在情感意义上或情感层面上，对于另外一个人的了解过程。这种了解，完全不同于那种"拥有一些关于某人或某事的知识"的了解。这种区别有点像我们使用语言，比如意大利语、法语、葡萄牙语或德语，我们使用不同的语言，就意味着我们使用不同的词汇去描述一个事实；但这不同于我们用语言去描述我们了解一个人像什么。

在我们与别人的交往和在精神分析治疗过程中，这种区别很容易看出来。一个患者可能会愿意从治疗师那里吸取事实或理论，去解释他的症状，而不愿意冒着与治疗师建立情感关系的风险，这种了解不是真正的 K。这种称之为 K 的了解过程包括痛苦、挫折和孤独。获得一些对于一个人的信息或事实并非是真的 K，这些人更像食人族，只是拿走一些东西，而不想与别人建立情感联系或交换。比昂是这样描述这种人的：

> "他凶猛地撞进女人的头颅中，上帝呀，他就像块岩石，敲碎一个蛋壳！他正在吸食——如同食人族！他在吸食大脑……黑暗降临。由于不能从逝去的容器♀中获得营养、不能使他恢复活力，击碎头颅、吸食客体伴随着的是被淹没于茫茫的抑郁之中。"

在一次治疗中，医患双方可能只是实现了一种智力层面的了解，因而，K 型联系也可以作为一种逃避痛苦的方式。同样，有一点关于自己的知识和通过与别人关系的体验了解自己，完全是两回事。在与别人的关系中面对贪欲和在理智层面了解贪欲，也完全是两回事。这是一个持续的过程，必须不断作出决定，是选择逃避痛苦，还是选择忍受，并因而将痛苦转化。通过理智来了解感受，就是一种逃避的过程。

K 这种过程，是一个极为困难的过程，通过这一过程，"从情感体验中学习的过程"得以进行。对学习的拒斥源自人格中的精神病成分，会导致对 K 的攻击，结果就是进入停滞、甚至倒退过程。与促进人格成长、促进思想的发展相反，对于 K 的拒斥，导致一种倒退过程，任何有价值的东西都会丧失其价值。

那些与了解情感体验的努力相对抗的力量，无论在社会还是在个体内部，都十分强大。在关系的范畴内，这些对抗性的力量可以用 L、H 和 K 的反面来表达，就是 -L、-H 和 -K。如果这些负性联系的某一方面占据了主导地位，关系层面的了解过程就会停滞和倒退，有价值的体验就会被破坏。

在一次精神分析中的一系列联系中，尽管我们可以对所观察到的每一种联系贴一个标签，这是 H，那是 K，等等，但是，实际上我们注重的是，每一次分析的关键性的情感联系。所有其他的描述和感觉的背后就是这个关键性的联系，很像一段音乐开始时的关键音调符号。以这种方式，一次治疗中的所有其他观察、包括治疗师的分析，都可以基于这一"关键性音符"进行考虑。它既不是定义一种移情，也不是一次治疗中情感体验的记录；而是一次治疗中，那些与这种关键性联系相关的所有部分的情况。它就像一个标准，其他观察或描述都能靠它测量。以这种方式确定一次治疗的关键性情感联系，可以通过为分析师提供一个想象的基础促进深层次的理解，防止精神分析的理论化。比昂把这种关键性联系定义为在每次治疗时使用的工具。关键性联系具有意义和价值，其他部分就获得了源于关键性联系价值的相对价值和意义。因而，价值和意义存在于这些关键性联系之中。

例如，在一次治疗中，一个小男孩不太守规矩。他让一些玩具小汽车在一起撞毁，并吓唬治疗师，但是，当针对他的愤怒和浪费时间进行了讨论之后，他安静了下来。然后，他清醒地谈了他对于学校里的性游戏的拒绝。之后，他再度陷入糟糕的状态，他四处乱扔游戏面团，把水洒到地板上和痰盂里。这些都是他的"性游戏"，在这种状态中，他现在也成了性游戏的参与者。只是在与治疗师谈话的那阵儿，他才忍住了一会儿。对这次治疗的关键性联系所做的评注，可能是 H。这个男孩是一个有能力通过自己的刺激性行为激发别人对他产生憎恶的人。通过玩具汽车的碰撞、吓唬治疗师、乱扔玩具面团和四处洒水，他展示了自己了不起的攻击力。尽管有这么些眼花缭乱的材料，治疗师认为，还是可以从中发现一种关键性姿态，就是对抗亲切温柔的感觉的浮现。任何倾向于爱的冲动，一旦接近浮现的时候，就会被他"擦除"。在这里，关键性的联系似乎不那么像 H，而像是爱的撤销，因而，应该是 -L。我们深入到这次治疗中会发现，当这个女治疗师试图进行精神分析的时候，这个男孩封闭了她的声音，他不听她所说的，他挫败了她。这可能也提示了他对于了解自己的情感体验的拒斥——"-K"，但我们还是选择 -L 作为关键性联系，因为有清晰的迹象显示，有与之匹配的愿望的定期爆发，而这种爱的愿望的定期爆发，几乎总是被瞬间爆发的针对玩具或房间的另一次攻击所蹂躏或践踏。

因而，能够引发情感体验的催化剂，就是一个人与另一个人的联系（Link）。这种联系超越了这一情感体验的范围，它可能意味着一个思想过程的发生或愿望的释放的出现（我们在下一章中再来研究这一过程）。没有这些联系，将没有情感体验，而没有情感体验，将不会有思想的发育发展。因而，联系是基石，没有它，什么都无从谈起。

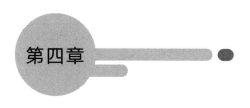

第四章

网　格　图

任何一门科学里，最终被发现的真知灼见，都是有充分依据的历史性总结。

——Whitehead

比昂曾经探索了群体和精神障碍个体的思想过程，然后，他把这种探索推演到了思想过程的普遍原则这个层面。网格图就是用来描述思想发展过程的基础。

这一章解释了比昂的网格图概念。随着这本书的进展，读者将回归到网格图。我们并不指望读者读完这一章之后，就能够理解网格图。我们把网格图展示出来，只是作为一个基本框架，就像棋盘，可以让读者在书中旅行的时候，在上面摆些棋子。

精神分析的探索要在分析师与患者的关系之间进行。增加对于构成精神分析过程的理解——这也正是比昂努力试图促进的，这一过程可以比做一个对于数字概念进化的理解的发展。Russell曾经说过：

"发现两只野鸭和两天都代表数字2，需要很漫长的时间；能够达到相当抽象的程度是一件相当不容易的事情。"

同样，提取出精神分析过程本质的精髓，也需要很长很长的时间。

在远古文明中，数字概念的进化仅仅是从"几个"、"这些"概念起始的，这是一种对于物体的"多"或"少"的粗略计数。然后，才发展出"数"的概念，用具体的数来表示物体的量。我们会觉得这个数表示了这些物体的特征。这种情况也反映在一些词汇中，在某些语言中，没有单独的数字单词，只有专门表达某种特别物体的数量的单词。例如，5是代表手指的数字，它是手的特征，但是，没有5这个词代表5这个数字本身。在新石器时代，用黏土代币来记录粮食、油料和牲畜的交易。所需的一定数量的代币随后就被封装在一个黏土包中。在封装之前，每个黏土包的外面用将被封装的代币刻上印记，有多少印记就表示有多少代币，因而，代币与标记一一对应。后来，不需要查看里面的代币，只要查看外面的印记，就可以知道数量了。这一步对于我们来说，可能是微不足道的，但对于思想的发展来说，意义重大。最终，数字得以发展成一种抽象的概念。

精神分析过程是由什么构成的，这仍是一个有待于解决的问题。通过一个抽象的过程，我们试图找到一个普遍原则，这是一个我们的精神分析实践都基于此原则之上的原则。Breuer 认识到了恢复潜意识心理中受压抑的元素的重要性。因而，他开始进行一些"从混沌中恢复秩序"的工作，这就像是一个由少到多的过程。然后，弗洛伊德领会到，这种恢复会出现在移情关系的场景中，并通过解析修通。克莱因非常精致地研究了内部客体的重要性，并以此为基础，探索了内部世界的客体关系。这一进展，类似于远古文明的从粗略地感觉"这么些"向代币与物品数量一一对应的关系发展的那一步。比昂在抽象层面迈出了更伟大的一步，他意识到，在所有这些的背后，是 O，他将精神分析的目标称之为 O；在每次治疗中，通过基于关系的发展而产生的有意义的进步，我们可以描绘出 O 所呈现出的东西。我们可能已经跟随着比昂到达了这样一个点，这个点有点儿类似于新石器时代的先人们发现了可以用外面的印记来代替数黏土包里有多少代币的那一刻。比昂认为，在思想的进化上，我们还处于一个发展的原始阶段。

这里，我们正讨论的是一个思想的发育过程，这只是一个粗略原始的描绘，是试图从混沌中努力提取出一些东西的努力的开始，最终，将走向形成成熟精致的、抽象的、概念化的东西。网格图就是这种努力的一部分，它试图描述思想从具体向高度抽象水平发展进步的过程。它代表了一种方法，通过这种方法，无法区别的变成了可以区别的；表格或概念可以从具体的事物中提取出来；真实可以呈现出来。

换到一个更大的时空维度中，我们可以看到，利用网格图这种方法，非常复杂的数的概念怎样逐渐被澄清。每一次精神分析的进行都为我们描绘精神分析过程提供了机会。毫无疑问，每次分析中发生的对话不是普通的对话，在这样的对话中，治疗师与患者之间的真实方面与现实方面就逐渐被描绘出来了。尽管这种对话也是由词语和沉默构成，但就精神分析的目标来讲，无形的母体就此形成，借助这个母体，我们赢得了使事实得以明晰的立足点。

在一个治疗小节中，如果我们想探究理解与领悟是怎样逐渐形成的话，我们就会发现，某些导致这一结果的过程已经发生，一些动力性要素已经在发展。网格图所探讨的就是这一发生在治疗小节中的过程，尤其关注分析师和患者所作出的陈述；关注分析师和患者在治疗小节中怎样使用这些陈述。通过尝试以这种方式对于陈述加以澄清，一种新的对于精神分析过程的进化过程的理解就产生了。

因而，网格图是一种尝试，尝试呈现心理发育过程中思想的元素以及思想元素的应用。比昂曾经说过，精神分析并不是实现这一目标的最完美手段，但他还没发现更好的。

网 格 图

通过揭示精神分析过程的动态特点和相互作用这种方式，网格图展示了精神分析过程的一些特征。网格图由两个轴以及由这两个轴决定的点构成，这两个轴的确定是基于治疗过程中陈述的类型，包括分析师的分析、患者的联想，或者二者都包括。对于增进分析师意识并理解自己和患者在治疗过程中正在做什么，网格图是很实用的工具。这只是用于回顾总结，而不是用在实际治疗过程中。它也能用于对患者的反应类型和分析师的分析类型的比较中。

网格图两个轴中的每一个轴都代表着对于思想发展的一种观察。我们将先研究水平轴，这个轴是由思想的运用方法构成的。

水平轴——思想的运用方法

比昂认为，分析师和患者所作出的陈述可以有许多不同的用途。这是一个很简单的观点，但是非常有用。网格图提供了一个框架，在这个框架中，这些不同的用途可以得到检验和澄清。

精神分析可以被看做这样一个过程：在这个过程中，通过对于"现在"与分析师建立关系中的所见所感的理解，逐渐澄清患者人格的各个不同侧面。解析可以促进这一探索过程，并且逐渐接近每一个治疗小节中的"O"，这是精神分析的目标，这一目标的实现，是精神分析的目的。治疗小节中的每件事都是由存在于分析师与患者之间的情感活动激发的。比如，一种联系（L、H、K、-L、-H、-K）就会激发一种情感场。

精神分析试图构筑的"领悟"应该达到这样一种程度：解析将能在情感层面感动患者，因而展现出通向改变之路。这将分阶段完成。

解析的各种运用方式，依揭示隐藏的材料以及导致变化的能力不同而分为不同的等级。换句话说，解析的各种运用方式，可以依患者是增加了面对自己还是增加了逃避了解自我、否定自我的机制来进行分级。网格图对这些步骤作了详细说明，因而，很可能在理解了网格图之后，将可以用下面所描述的方法，去回顾一个治疗小节，去对一次治疗中患者和分析师的描述进行分类。

当着手探索一个主题时，第一个步骤就是对它进行定义。这个尝试性定义或假设，围绕着这个主题产生了一个粗略的界限。由此作为出发点，可以进一步对其作更清晰的描述。以数字的概念发展为例，最初，数字是对一堆东西命名，称之为一些、很多等。

分析师和患者是在一种或多或少比较隐蔽混沌的情景中相遇的。为了能在这种混沌的情景中开始理解一些事情，应该尝试对于患者的一个概念或一种感觉状态进行命名。比如，一位分析师可能会说"我认为你现在感觉很压抑"，这意味着患者所描述的将被分析师归类为"抑郁"。这个注释是一个定义和假设，是探索的起点，其目的是对这种情景定义，并对这种情景给出一个界限。这个定义性描述仅仅意味和代表着这个独特的分析师的判断。它不代表对或错，只是向患者传递了一个信息："对于混沌无序状态中的事物的探索已经开始了"。这就是定义性假设（definitory hypotheses），它构成了网格图的横轴1。这样的假设对两部分进行了定义：第一部分是哪些在定义的范围内，第二部分是哪些在定义的范围之外，因而应该被从定义中排除。

下一个阶段是符号阶段（notation），位于横轴3。在这个阶段，事实被集中在一起，它很像记忆的功能，提供对于材料的储存，需要的时候，可以从那里找回来。对于事件的描述可能属于这个阶段，精神分析中的某些场合也适合这个阶段。这时，病人和分析师注意到了这次或上一次治疗中的一些重要的事实。这标志着某些事情是重要的，它蕴含着这样的意义：开始得以知道某些事情——它是面对自己的第一步。它也代表着一个进步，一个相对于"定义性假设阶段"的进步。

例如，伴随着已经对患者解释了其含义的解析，可能会有一段短期的合作性工作，随之而来的就是那些对于沟通的对抗发生的变化。这些对于沟通的对抗性材料可能是比较理智化的，或者是令人厌烦的、斥责性的、重复的。作为探索其意义的第一步，分析师有效地要求患者注意到这些现象。还有另外一个治疗场合中的例子，在一次分析治疗中，患者不止一次地使用了一个特别的意象或不寻常的词汇。此时，分析师可以让患者注意到这一现象，以便这一有趣的事实不致遗失。

符号性解析与源于分析师的焦虑的注释是不一样的，后者是要显示他很理解，但实际上他并不理解。在这种情况下，这类分析师试图在自己的头脑中寻找以前已经理解了的材料，来为现在的情景作出解析，由此可能会涉及以前的某次治疗，而脱离了目前这个小节中的比较困难和不清楚的材料。分析师这样的一个程序涉及横轴2——妨碍性干涉，这一阶段，将在本章后部分进行探讨。

随着理解过程的逐步进展，分析师将患者的注意力转向分析师对于目前那些材料的假设。这是一种描述，这种描述比横轴3要清晰，具有探索事物的含义，使人对于事物的理解更完善、更确定。这种解析被称为"专注性解析"，属于网格图的横轴4。这是一种心理状态，它可以区分相似表象下的不同含义。在这种状态下，对于"选择性的事实"具有接受性。所谓选择性事实，就是由于受到启迪，一些以前所观察到的事实的含义，突然显现出来。这种"选择性事实"，将在第十章进行讨论。

当一个患者通过说"我不同意你的说法"而对一个解析做出反应的时候，"专注性解析"就发生了。这可能意味着不想接受任何解析的直接表达；也可能意味着一种表达，即很愿意寻求一种解析，以便达到比较接近真实的目的。分析师的心理将处于对那些"不同"比较专注的状态，并且，轴4的解析将会使患者的注意力转向这些不同。就是说，患者的态度是不同的，并且，对于精神分析性的探索显示出兴趣。

下一步，将进入这样一种解析：这种解析的目的，是通过比较主动地探索焦点下的特殊区域，试图获得进一步的信息，并且引发患者的比较主动地探索他自己人格深处的探求欲——在其他情况下，他可能不会这么做。这种解析就涉及轴5的解析——"探索性解析"（inquiry）。这些更加主动的探索性解析源自分析性工作，分析师使焦点集中于最焦虑的那一点；这很像比昂保持着他的"瞎坦克"朝向一个方向——一个射来的子弹正对着坦克最厚的部分的方向。这可能引发一种探索，一种对于不被允许的感觉或思想的探索。

在这个挑战性逐渐增加的解析阶段分类表的最后，是使患者去面对那些无法辩驳的关于自己的真实的解析，这样的真实如果被加以留意和思考，将会导致一个人的变化。这种解析就是轴6解析——"作用性解析"，这种解析首先会使分析师产生一种焦虑感，分析师会先于患者意识到，这种反应预示着患者将面临对于他自己的防御的挑战，一种突然感觉容易受到攻击、分离、受伤的震惊。此刻，分析师会面临一种对于他自己的隔离感。

还应指出，在这一阶段，患者可能会回避"作用性解析"，尽管这只是一个轻度的"改道"。此时，他面临着这样的选择：是运用这个解析去进一步成长还是通过忽视它而使它作废，或者只是外在地运用这一解析？我们在第一章中列举过一个个案，在这个个案中，一个男人将一个解析从一个无限的领域转向有限的领域。还有一个例子，就是一个分析师在精神分析治疗中为一个患者做解析，但分析师本人实际上就是一个患者。另一个患者不知道她是否该放弃与男朋友的挫折性关系，她可能把分析师的解析当做一种针对这一表面问题的劝告，因而延缓自己做出这些决定的能力的发展。所以，尽管解析具有诱发改变的潜力，但患者还是可能会出现阻碍性反应。下面的例子，将对这一点进行解释，并且还会在解释网格图的分类中用到这些例子。

　　一男性年轻人再次宣称他已经放弃了吸毒。在接下来的三天中，他讲了一个似是而非的故事，是关于他对内部信仰的理解，他希望这场"斗争"将使他加深对于这个信仰的理解。在一次治疗中，他对治疗发表了一通非常专横的言论，是关于政府的腐败和普通人的堕落的。他说，他一直对分析师隐藏了一些事情，也就是说，他实际上还没有放弃吸毒。下一次，他带着好奇和困惑的神情告诉分析师，当他讲这些新鲜事儿的时候，他可以体验到性快感。分析师请他注意许多类似的情境，在那种情境中，他会为与他亲近的人构筑希望，仅仅是为了过后把他完成的再破坏掉、把情况搞糟。可以看出，在这个对施虐性的性兴奋的追求过程中，他正在牺牲自己的成长。了解了这些之后，他只是有短暂的震惊，很快，他就说：尽管他能看到自己正在做什么，他可以立即让自己与那些事情隔开，就好像那些事情是别人干的似的。在这一刻，发展的选择是存在的，但是，它又立即逃失了。

　　轴2的解析，是用第23个希腊字母——"Ψ"来表示的，在这里还是需要解释一下。轴2的解析是由这样的分析师做出的，他们的解析是为了使自己相信他理解所发生的事情，但实际上，他不理解。出现这种情况是由于分析师不能忍受自己对于材料的不理解，不能忍受等待，直到分析情境的澄清出现。这是一个分析师不能忍受挫折的例子。这样的分析师认为自己知道，并因而作出解析。由于这种不真实的陈述，当前情境真实含义的呈现就中断了。因而，轴2这种类型的解析妨碍揭示真相的某些事情浮现。这种解析是试图逃避与不理解和未知有关的痛苦。在下面的情况下，分析师会做出这样的解析：此时，分析师觉得在患者的压力下应该说点什么，但是，又不相信自己说的是真实的，不相信自己说的真的会增加患者的理解。换句话说，这样的分析是与分析性探索的目的相背离的。这种解析的出现说明 -K 性联系在发挥作用。

现在，我们主要是从分析师的解析角度来看待网格图。但是，也可以根据患者对于解析的使用，来对解析进行分类。前面提到的个案中，也可以找到从患者的角度对解析分类的例子。

那个男青年宣称已经放弃吸毒，如果把他说的话看做一个事实，那么就可以列为轴3；如果将其所说的视为对分析师的一个警告，则可以列为轴4；如果他说这些话的作用是用于激发分析师，那么甚至可以列为轴6；如果它是用于妨碍真实的浮现，还可以被列为轴2。他向分析师谈到的他将屈从内部信仰的那番话表明，他希望分析师知道，他知道什么事将会发生，因而，他对分析师没有什么需要。这是对陈腐材料的一次搅动，对分析师会产生作用，因而，可以被列为轴6——作用性分析。他的那通带着不假思索腔调的专横言论激起了分析师的推测，应该被列为轴2；如果把它视为呆板的材料的发泄的话，可以被列为轴6。他告诉分析师，他向分析师隐瞒了一些事情以及他实际上还在吸毒，这表明他正在思考自己的真实处境，并且，这些思考正在为分析性探索服务，而且将注意力转向了危险的情境当中，这可以被列为轴4。向医生报告感觉到性快感，可以被看做对于自我了解的进一步追求，可以被列为轴5。当分析师的解析包含轴4元素的时候，基本上也属于轴5，因为它倾向于在情感上对分析师造成扰动。对分析师的解析感到震惊，患者再次把分析师的注意力转向他的与接触的快速隔离，这属于短暂的轴4，然后，转向轴6，因为他的行动被激发出来，心理上隔离出去。通过这个过程，他摆脱了感情上有价值的震惊。这是一个联结从 K 向 -K 变化的例子。

这些解析的不同运用就构成了网格图的横轴，沿着横轴从左向右移动，代表着面对或探索能力的逐渐增加。轴 1 为定义性假设、轴 3 为符号性解析、轴 4 为专注性解析、轴 5 为探索性解析、轴 6 为作用性解析。重要的是，要注意到这些解析的每一个都可以用相当相似的措辞来描述，但是却有不同的用途。

纵轴——思想的发生与发展

纵轴由思想从其原始母体发展到最抽象形式的各个阶段构成。详细内容将在后面的章节中讨论，但为了读者能对其中的专业名词有所熟悉，还是要做一些简单的解释。思想是从思想的原始母体发展出来的，思想的原始母体是些未加工、未思考的材料，我们称其为贝塔（β）元素，位于第一行——A 行。下面这行为 B 行，称之为阿尔法（α）元素，它也是思想的基本元素，源自阿尔法功能过程产生的基本心理材料。但要理解，贝塔元素、阿尔法元素以及阿尔法功能只是一种假设性存在，而后面那几行所包含的内容是确实存在的。

C 行基本上是一个描述性类别，包括梦的思想、梦以及神话——就是说任何可以用感觉性意象表达的事物，一般都是可见的，也包括叙述。例如，一个伴随着可见图像回忆日间事件的叙述。神话这一术语需要解释一下，因为它不仅包括典型的社会神话——比如俄狄浦斯神话，也包括对一个事件的个人陈述。对于任何事件的个人性陈述，都是关于那个事件的独特观点，从这个意义上，将其视为神话。对于任何事情，都不会有不带个人色彩和元素的描述，也不可能有完全精确的描述记录。即使有机器的帮助，比如录音或录像，也办不到，因为这样也会遗漏许多内容。因而，患者对于一个事件的描述或分析师对于一次治疗的描述，都是所发生的情况的神话，应该被列为 C 行。尽管梦通常都被体验为是可见的，但除了视觉体验，也可以感觉到其中的情感。比昂在后期的著作中，甚至建议身体症状也是梦的表达。

D 行代表前概念。这是一个必须理解的重要阶段，因为它是心理成长过程中的基本机制。前概念对于独特的体验是开放的，并且寻求独特体验；前概念与相应的独特体验相匹配，然后，才会使前概念逐渐完善。这个匹配过程使前概念具有情感层面的真实性，与认识事物的主观体验有关。所谓认识事物的主观体验，就是理解它的意义。当一个分析师发现，以前观察到的一个患者的材料明显是不可理解的，现在突然意识到这个材料的意义就在眼前，此刻的体验就是与前概念相匹配的体验。那个正被探寻的元素，可以被看做一个尚未"完成"的方面，等到遇到适当的现实部分之后，才得以"完成"。从一个就像没有价值变量的开放状态开始，发展出一种值，从而得到"完成"，因而成为了一个常量，这一点所涉及的，就是 E 行。

某些前概念可能是"天生的"，比如婴儿生下来就会寻求能吸吮的东西，好像他对某些事物具有一种先天的概念，比如乳房，他知道可以找到乳房并满足自己的需要。比昂曾经说过，"满足先天的前概念的现实是无数的。"比如，乳房这一前概念是一个可以带来满足、可以缓解压力的物体，可以在许多不同的物体中感觉到。

对于 E 行来讲，一个一般概念已经形成，其中的思想是确定的；但是，它也可以反过来成为未完成的、一个新的前概念，准备同一个新的独特的现实存在匹配，成为一个完成的或意识到的概念。这就是思想在复杂性和深刻性方面发展的全过程：一方面产生更加丰富的概念；另一方面产生越来越高级的抽象原理。这使人联想到 Matte。Blanco 曾经说过的，那些比较深的无意识层面的东西里包含着许多比较浅层面的东西。复杂性及抽象程度的发展，通过下面三行所描述的那些过程得以进行。

F 行代表概念，这种概念是源于一般的概念，是从可能妨碍呈现真实的事情中提炼出来的。当一件事情被意识到的时候，比如分析师在患者的材料中发现了一些以前没见到过的东西，可能有一点兴奋感。这种兴奋感不会导致发现真相，事实上，可能会妨碍真实的浮现。同样，那种试图找到更多的材料的愿望，也会妨碍实现精神分析要达到的道德目标。这些感觉对于体验的开放具有阻塞的效果。

为了解释下面的两行，某些关于科学的观点需要澄清。科学是通过对现象的观察得以发展的，基于这些观察，就产生了各种各样的解释和假设。这些假设可以是一个假设体系或假设系统，在这样的体系或系统中，每一个成功的假设背后是它所从属的那个假设系统或假设体系。这就是一个科学的推衍系统。精神分析的解释或假设按照逻辑关系排列在一起，就形成了一个科学的推衍系统，G 行所代表的，就是这样一个精神分析科学的推衍系统。通过这样一种推演，具体概念的个人意义增强了。比如，我们可以把这样的推演看成精神分析理论的一部分。通过这一过程，每一个分析师通过自己的实践发现他自己的精神分析理论，并赋予它真正的个人意义。

一个科学假设也可以被表述为一个数学公式，此点在后面将会有详细解释。数学公式的表达方式是一种更抽象的方式，这将意味着不再用词汇表达假设，而是代之以数学符号。概念可以在不使用词汇的情况下使用，这增加了灵活性和适应性。网格图中的 H 行就代表了这种数学公式。这就像在数学里那样，H 行代表了以更抽象、更普遍的形式表达精神分析假设的一种可能性。它允许发展对精神分析的更普遍原理的认识，而这些原理还可以在临床材料中得到认可。所完成的任何精神分析的最抽象的理论，将仅仅是精神分析本身的一个衍生物或公式推导，而精神分析本身从来都不可能真正被了解。

纵轴描述了思想的发展过程，从上到下、从 A 到 H，抽象性和普遍性逐渐增加。把横轴和纵轴放在一起交叉参照，可以确定思想、解析及思想与解析联合后所处的状态或阶段。我们可以以一个分析师在一个治疗小节中"自由流动式的（free-floating）注意"这样一种思想状态为例子，来说明这一点。首先，这是一种期望状态，因而，在纵轴上属于前概念；由于是一种专注状态，横轴上属于轴4。所以，如果用网格图来表示的话，应该表示为D4。随着累积起来的意义或含义逐渐增多，其他小节中治疗的记忆开始进入他内心，这是横轴3的状态；概念性的东西可以开始发展，形成一个概念，然后，这些概念合并形成理论，用行E、F、G代表这种状态，如果这种状态交叉性地伴有探索性的增加，那么可以用横轴5来表示。随着解析的进展，开始对患者产生作用，相应地，在网格图上会显示为横轴的自左向右、纵轴的自上而下的变化进展。最终，解析会处于F6或G6的状态。

　　分析师的心理应该最大限度地处于接受状态，以便对于治疗小节中的特殊体验保持开放。比昂的关于分析师在每一个新的治疗小节中需要抛弃记忆和期望的观念，就是为了保持分析师处于前概念状态，并且这种前概念状态不被过早地终结。把昨天那个小节记在心里、对上周的解析念念不忘或者还记着一个重要的梦，都具有阻碍分析师对于今天的新体验保持接受性的效果。

　　如果回到前面曾经介绍过的那个吸毒个案，我们会发现可以用网格图描述他。他声称自己现在已经不吸毒了。这个描述可以被看做个人神话，因而应归为纵轴C，很可能是C1或C3；如果被误导了，可以被列为C2。他对于内部信仰的期望以及他对什么事情将会发生的幻想，仍然应被划为纵轴C；在这种情况下，他习惯于宣泄那些潜在的有害思想，所以应该划归为C6。他那番关于腐败政府的演讲，是一种无意义材料未经思考的倾泻，属于贝塔元素，因而应划归纵轴A。这种倾泻属于一种作用，因而也属于A6；但因为很明显，它阻碍着任何真实的浮现，所以也应该划归A2（可以参阅本章的结尾部分，比昂的"负网格图"）。接下来的情景是他实际上根本就没放弃吸毒，这是一个发展概念的开始，因而属于纵轴D，结合横轴的话，该是 D4，因为这一情景吸引分析师去注意一些重要的事情。他报告出自己的性快感，相当于用词汇描述出自己的体验，应该属于 C 行。总体上讲，在网格图分类中，应被归为 C4、C5，因为现在真正成了一种对于患者人格深层的探索。分析师此时的解析属于 E 或 F4 到 F6，是分析师关于这种交互作用后面的模式的概念化的东西或概念。最后，患者谈到他无法继续获得领悟的时候，属于 C4；从交互作用中获得意义的时候，就变化到 A6。

　　一个患者说过这样一句话："这个精神分析对我没用"，如果这句话是在一次分析开始时讲的，可以把它看做一个定义性假设，一个患者心理状态的定义，因而可以属于 F1 或 G1；之所以会考虑到 G，是因为它可能是系统化信念体系的一部分，也可以把它看做感觉内心痛苦的状态需要释放，是一种通过肌肉作用将贝塔元素排出的过程。这个释放会对分析师产生作用，使患者解除压力，这属于 A6。如果在分析过程中患者感觉受到迫害，他那番话是想预期性地确认这种情景，那么就应该属于 D、E 或 F，属于横轴 4 或 5。如果他说这话的目的是为了引发分析师的反应，以便作出确认或否定，那么就属于 F 或 G6。患者的这种状态可能是出于拒绝接近那些会引向真实的目的，这应该归于横轴 2、纵轴 F，或者如果它是系统化了的，就属于纵轴 G。

　　网格图不适合直接用于精神分析中，因为这会对"尽可能保持内心的开放"、"尽可能'无欲无忆'"等精神分析的核心原则产生干扰或妨碍。它适用于材料的后期处理。当对于网格图分类很熟练之后，在分析中可以自动进行记录，分析结束后，分析师可以尝试着运用网格图对分析中的状态分类。为了使问题简化，分析师可以首先确认患者的陈述是否是为了对抗真实的呈现，如果是这样，就该归类为横轴 2；如果总的来说，感觉是在促进对自己的探索，就应该属于横轴 3、横轴 4 或横轴 5；如果感觉到患者的陈述会产生作用，则可以考虑横轴6。所谓会产生作用，就是感觉到精神材料的释放或者感觉到试图引发分析师或患者的反应。最后，横轴1作为一个起点，代表定义或假设性描述，这样的描述仿佛在说："这是一个假设，我今天即依据这个假设工作。"这是一种陈述，这种陈述对于分析小节中的基调定义，这些基调涉及的是患者所关心的；这种陈述也可以对患者的其他状态进行定义。

然后，再根据纵轴对陈述进行定义。如果具有无法消化的倾倒材料的特征、并且不引发意象的话，那么很可能属于纵轴A；如果处于对梦的思想或可见的意象的敏感状态，就属于纵轴B；如果对于事件的描述是幻想或梦，就属于纵轴C；如果觉得陈述代表了一种未完成的、待实现的状态，就属于纵轴D或纵轴E；如果它是一个概念或一个理论，就属于纵轴F或纵轴G。

运用网格图的要点是："网格图是一种探索思想过程如何发展的方法，是一个探索人的心理怎样妨碍思想发展的途径。"后来，比昂认为，为了精确地呈现那些阻碍思想发展的过程和那些属于 -K 联结的思想过程，应该设计一套负的网格图，这个负的网格图除了横轴2之外，与网格图是同样的。这个负的镜像将精确地描述各种分类，但描述的是负的层面，也就是妨碍真实浮现的层面。比如，注意力会转向一些误导方向的事件；一个解析表面上可以提供一种领悟，但实际上将妨碍精神分析目标的实现。换句话说，横轴2将完全被一个负的版本的横轴1、横轴2、横轴3、横轴4、横轴5、横轴6所取代；就纵轴来说，方向会相反，从最复杂最抽象开始，走向情感上意义不明的贝塔元素。

尽管我们是从精神分析过程中分析师与患者的角度来看待网格图，但从整体上看，它是一个心理与情感发挥作用的图解，适用于每一个愿意探索自己内心世界的人。与此密切相关的是各类状态间的移动机制，这将在第六章中进行描述。

第五章

神话与网格图

> 我们已经被语言限制到这样一种程度，以至每一个试图形成领悟的努力，都是一种文字游戏。
>
> ——Niels Bohr

弗洛伊德认为，就像在精神分析中所展现的那样，俄狄浦斯神话对与成熟和性心理发育相关的幻想内容发挥着重要作用。在弗洛伊德的理论中，从叙述形式的角度看，整个俄狄浦斯神话故事是与临床工作内容有关的。换句话说，故事的性成分必须结合故事的全文才有意义。因而，不仅有弑父娶母的愿望，也有父亲阉割儿子的威胁，就像这个故事中的底比斯国王拉伊俄斯（Laius）那样，受到神谕诅咒的威胁，想把儿子扔到山上，害死儿子。但以描述为界赋予故事以意义，也限制了故事中各种成分的使用。

除了它在幻想内容方面的重要性，比昂认为，俄狄浦斯神话在思想工具（apparatus）的发展方面也是有意义的。这些神话成分是比较复杂的抽象思想和理论的前体。他注意到，神话的各个组成都显著地符合网格图。神谕关于将有悲剧降临的宣告，可以被归为定

义性假设——横轴1；Teiresias——那个预言家，劝告俄狄浦斯不
要有追求真实的愿望，作为一种与真实浮现相反的组分，可以归为
横轴2；当俄狄浦斯不顾警告试图探究灾难的原因时，可以归为横轴
5——探究和深查；被从底比斯城邦逐出，是一种可以归为横轴6的
作用；此外，如果把整个俄狄浦斯神话故事作为一个记录，也可以呈
现出横轴3的符号功能；斯芬克斯的穷究、提问以及激发起好奇心，
并且威胁如果回答不满意会面临死亡，可以归为横轴4——专注。

伊甸园和古巴比伦神话也有许多与俄狄浦斯神话相似的成分。
在伊甸园神话中，上帝禁止亚当和夏娃吃善恶智慧树上的禁果，夏
娃受到蛇的诱惑吃下了禁果，还劝亚当也吃了禁果。这样做的结果
就是他们的负罪感显示出来，他们开始因为裸露而感到羞耻，躲藏
起来不让上帝看到，随后，他们就被逐出了伊甸园。

在古巴比伦神话中，人们只说一种语言，为了生活在一起，他
们决定为自己建造一座城市和一座塔，这座塔将通向天堂，他们因
为可以结合在一起而声名远扬。上帝看到了这些，觉得他们成了一
个人，使用同一种语言，意味着他们联合成了一个集体——这还只是
个开始，不知道他们还会做什么；对他们来说，他们计划做的事情好
像没有什么是不可能的。所以，上帝决定搞乱他们的语言，使他们
不能彼此理解，让他们飘零在地球的表面。

因而，在伊甸园神话中，存在着对知识的追求（轴4、轴5）、被
上帝禁止（轴2）、由于违抗而被上帝放逐（轴6）。在古巴比伦神话
中，人们说要建造一座城市和一座塔（轴1）、追求知识和一体化（轴
4、轴5）、遭到上帝禁止（轴2）、甚至被上帝惩罚（轴6）。

网格图的分类与神话含义如此相似相配，这一现象提示我们，
神话属于精神分析的元素，是与精神分析有特别关系的结构，或者
说就像我们看到的那样，是精神分析元素的构造群。在纵轴上，神
话应该归为 C 行。下面就是应该包括进去的元素：全能的上帝对于

人类获得知识是怀有敌意的，人类的决定是不计后果的追求和探索，随之而来的惩罚就是放逐。也有另外的元素，比如诱惑人们去追求知识；俄狄浦斯神话中的斯芬克斯就是代表，她提出一个问题，如果回答错误，那么惩罚就是死亡；如果回答正确，那么斯芬克斯自杀。

在俄狄浦斯神话中，性含义的价值和意义依靠完整的描述链，而我们刚才谈到的那些元素是不同的，这些元素与思想的过程相关，它们可以独立地出现在患者的材料当中。因而，他们将带有一个独特人格所具有的个人印记。

比如，在一个已经取得进展的治疗小节中出现了一个梦，女患者梦见一个恐怖的盖世太保一类的人物与自己在同一列车厢里，他以一种威胁的方式对她说："你最好小心些，我正盯着你呢！"

她说她喜欢那样的一次解析，在那次解析中，她专注于分析师的勇气是怎样的。后来，她发现她开始嘲笑分析师没有勇气，并且觉得分析师在与邪恶力量的战斗中是天真的，最好藏起来。这期间，她梦见了一棵果树，树上覆盖着常青藤，这种藤可能使树的力量衰竭、最终导致果树死掉。这棵果树使人想到伊甸园中的智慧树，上帝禁止亚当和夏娃吃树上的果子。因而，有一种来自像盖世太保形象的人物的力量在盯着她，禁止任何进一步的理解；并且，这种力量呈现为一种嘲弄性的假自体。对知识的禁止，为理解她对那次解析的喜欢的逆转，增加了另一个维度。

现在，再转向从经典精神分析的角度所理解的俄狄浦斯情结。比昂认为，有些患者不能理解俄狄浦斯情结的解析，因为他们还没有俄狄浦斯的前概念，前概念意味着偶尔认识到俄狄浦斯情结的存在，意味着以他们自己的材料呈现自己。人格的精神错乱部分害怕、不喜欢与情感现实接触，并试图通过粉碎独特的思想来破坏，或者试图通过破坏感觉工具达到避免接触现实的目的，后者意味着使那些将被理解领会的心理现实变得混乱烦扰。以这些方式破坏的就是俄狄浦斯前概念，没有这些俄狄浦斯前概念，就不会有与之匹配的体验，就没有关于双亲关系的思想产生，因而，就没有能力理解双亲关系，没有能力接近或修通俄狄浦斯问题。比如，一名女士已经隐约感觉到了丈夫对她的忽视态度，但是还没意识到这种感觉。这种感觉已经被感知到，但还没有被接受或注意。她这个容器即知觉的场所，已经遭到了攻击，以至它成了好像过滤网似的东西。因而，没有相关的能力被启动，但这种缺陷还处于未知状态。在这种情况下，任何俄狄浦斯维度的解析都将不能被理解；因为那些构成双亲关系的元素还不能有机地联系在一起，所以，有关俄狄浦斯的概念性的东西也无法形成。

在这种情况下，只有抱着把各种因素整合起来的观点，才有可能对于患者内心素材中已经零碎的、涉及俄狄浦斯前概念的碎片进行探索。如果这一点能够成功实现，那么随后这个女患者将可能有机会修通她的俄狄浦斯情结。

网格图也能够以另外一种方式帮助清晰地显示临床材料，这种方式被称之为"负成长"（negative growth）。这种方式不涉及横轴2的负网格图，而是一种纵轴水平的从下向上的运动，即从 F、G 行向 C 行的移动。例如，并不把俄狄浦斯神话用作一个理论，而是将俄狄浦斯神话中各部分材料回归到故事的叙述里所处的位置。这样做的好处就是，通过以质朴的观点代替抽象的理论，可以清楚地显示陷入困境的状态。

比如，分析师多次体验到患者对一个解析很接受且觉得很受启发。在第二天的分析中，当提到昨天涉及的一些事情时，独特的分析已经消失了。患者抱怨自己容易被别人的观点所左右，同样，患者觉得自己在围着分析师转。也就是说，在某些时候，一个已经认可的事实就可以转化为一个成功。但是，也可以是另外一种结果，即一个人可能会感觉到，尽管对于一个解析的理解可以持正面的欢迎态度，但他也可以期望这样的解析和理解不必出现，并且，可以期望忽略这个方向上的进展。一个人梦见两扇窗户：一扇窗户可以看见美丽的风景；另一扇窗户是空白、没有景色的。如果结合俄狄浦斯神话中的人物，我们会想到，梦者就像俄狄浦斯一样，似乎有一个强烈的探索愿望（开着的窗户相当于睁开的眼睛或敞开的心灵），但他又像俄狄浦斯神话中的那个预言家 Teiresia，同样强烈地反对这个探索愿望。那扇空白的窗户就像 Teiresia 的盲眼，他强烈地反对俄狄浦斯的探索，因为他知道那将被呈现出来的悲惨的灾难性境遇。Teiresia 是反对追求和探索知识的代表人物，他的存在生动地再现了精神分析对于人性的理解：人具有一种强迫性的需要，一种消除任何新的认识的需要，如果这种认识允许产生"令人困扰的罪恶感或抑郁"的话，那么将是非常危险的。

比昂所发现的另外一些对精神分析工作模式有帮助的故事，是关于公元前3500年时乌尔古城君主墓的故事。这个君主的墓里不但有很多财宝，还有朝廷里的官员和侍从随葬。这个墓地位于一个垃圾堆下面，以至市民们觉得，只有把这个君主墓安置在那里，才能表达他们对那些不想要的东西的尊崇。仅仅500年后，这座皇家墓地就遭到了盗墓。

就精神分析性探索而言，这个故事的意义在于那些与君王同死的随葬大臣和盗墓者的动机。是什么样的动机竟然如此强烈，以至那些随葬的大臣愿意舍弃自己的生命？是什么样的动机使盗墓者那样勇敢，冒着遇见墓地里可能出现幽灵的危险，前去盗挖国王的墓地？

激发一个人停止前进、放弃生命，促使一个人拒绝考虑哪些是对君主的盲目忠诚、哪些信任应该被质疑的最关键因素是什么呢？例如，一个患者可能会拒绝任何探索、拒绝任何对自我的解析，因为可能受到解析的影响、可能体验内心的变化。拒绝的理由就是，他不想被洗脑或不想受别人影响。

盗墓者的动机同样重要，因为他们将冒招惹那些过去的鬼魂的危险；这就像精神分析的体验一样，会唤回"鬼魂"、恐惧、负罪感和困扰。那么，是什么促使一个人要冒险去探索自己？是对于财富的贪婪，还是对于科学的好奇心？

垃圾堆里的圣洁给我们传达了这样一种观念：如果能在"墓地"停留足够的时间，垃圾也可以魔法般地转化为财富。我认为，这是比昂的一个反讽色彩的幽默，它体现了这样一种信念：那些使精神分析神圣化的东西，我们不能说它们是垃圾，尽管实际上它们就是垃圾！

第六章

容器与被容纳者

> 伟大的科学发现是对于特别简单、特别基本的形式的认识，而此前，这种形式还隐藏在表面的混沌和理论上无法理解的状态之中。
>
> ——Weizsäcker

在第四章，我们已经列出了构成网格图的各种类别。在这一章，我们将讨论纵轴各个类别的发展变化和移动。

伟大的思想系统常常源于一种极其简单、极其深刻的领悟或洞察力。一个明显的例子就是维特根斯坦，他的第一个语言学理论是基于这样一个观念：一个逻辑命题的结构将与现实世界里事物相互关联的方式相呼应。这个想法是他在读一本杂志里有关法院判决一个交通事故的文章时萌发出来的。在审判的时候，律师在法庭上用一个微型模型来展示真实的交通事故。他的理论就是基于这个故事产生的灵感而构建的。从一种特殊的现象抽象出具有普遍意义的形式，这样的一种领悟或洞察力应该深刻得足以涵盖范围广大、表现各异的事实或现象。就像维特根斯坦在杂志里读到了引发他灵感的那个故事一样，比昂听到患者说出这样一句话："我不能容纳某些东西"。比昂认为，不应该把"我不能容纳某些东西"这种陈述仅仅看成一种简单的说法。他进一步认为，这样的用法对于情感体验来说是极为贴切的，它激发出他的"容器与被容纳者是精神分析的元素之一"的灵感。但是，比昂从来没有把这种思想具体地概念化，因为他知道，这种思想自身永远都无法完美地表达不可知的现实。比昂是这样说的：

> "因而，我将结束关于容器－容纳物观点的讨论，因为假定有一个关于容器的主要的未知的抽象概念，由于不可知而暂时只能以一种不太纯的混合的方式——容器－容纳物的方式表达；如果非要有一个精神分析的独一无二的表达，那就是符号♀♂。"

在精神分析的论述中，具有一种强烈的将自我、潜意识或本能等概念具体化的倾向。对于比昂来说，所有这样的概念都属于对于不可知的主要抽象概念的表达。在人类内心最深处存在着某种神秘的东西，那是任何概念化的东西都无法表达的。在比昂的概念化思想中始终贯穿着这种神秘主义色彩。

词汇会和一个具体的意象一类的东西相联系，所以，在他的论述中，他用♀♂这样的符号来代表容器－容纳物的观点。他认为，符号将可以尽可能地避免这种先入为主的联系。

在治疗一个患有智力障碍的患者时，一位分析师曾经有过这样的体验。这个患者33岁，每天去一个专门为智障人士开办的工厂做一种十分琐碎的工作。分析师和工厂里的工作人员认为，他具有可以做更高级工作的能力。下面就是有时从他嘴角里挤出来的零星话语：

"我33岁，那又怎么样呢？"

过了一会儿，他又说：

"你能跟我说一下我是谁吗？"

那位分析师说：

"事实上，你觉得33年的空虚、耗竭和空白是如此的痛苦，以至你宁肯让别人描述你，也不愿面对这可怕的虚无。"

他回答道：

"那么，如果你不告诉我我是谁，我来找你干吗？"

分析师站起来，走到他旁边，说：

"就像现在这样，摆在我们面前的是33年的耗竭、空虚和空白，这就像坐在火车里似的，对面坐着一个男人，憔悴、面带病色，那是如此可怕，以至他避免面对眼前的画面，因为残酷的现实超过了他能承受的限度。而你来这里找我，是这可能提供一种可能——有我在你身边，你也许可以试着面对他一下。"

那不能被容纳的是痛苦——33年的耗竭、空虚和空白的痛苦。这痛苦也是一幅母亲与不幸的婴儿之间互动的图画，这种互动达到这样的程度，以至使这个痛苦最终被容纳在婴儿的内心世界成为可能。

♀-♂代表着"母亲乳房-婴儿"的原型。我们上面所描绘的情景，是一个内心痛苦的婴儿寻求母亲的乳房（或分析师的内心）或希望被母亲的乳房发现。在比昂看来，人格是由♀和♂两方面元素共同构成。在上面提到的这个个案中，患者的内心还没有发育出与强化了的♀♂相称的元素。这既不是一个静止的状态，也不是一个婴儿被被动容纳的状态，比昂的理论是动态的。这是一个♂寻找♀的过程，两者之间存在着交流。

这种♀♂的观念在人的内心似乎是普遍存在的，并且，它们在人的心理发育中发挥着重要作用。比如，我们常常会这么说："保持接触或脱离接触"、"卷入某件事"、"脱离内心"等等。在♀和♂之间存在着联系。比如，♀可能比较僵硬，会挤压容纳物，致使它们无法活动，甚至使它们丧失原来的特性。另一方面，容纳物也可以如此猛烈地扩张，以至♀被拉伸到接近或超过破裂的临界点。最坏的结果是彼此破坏或彼此毁灭。在一种爱的关系中，则可以彼此互利。这种爱的模式存在于妈妈和婴儿这样一种关系之中：她们都能通过容纳和被容纳的体验共同成长。

不仅人格由♀♂这两种元素构成，思想也是由它们构成的。把思想分解为这两种元素是可能的。有一种♀对于♂的寻求，那也可能是♂实现了对于容器♀的寻找——思想也寻找它的思想者。从这个意义上说，纯粹的思想是非物质的。比昂认为，存在着一个较低水平的思想级别，原生思想是它的前体。在这个级别的底部，是那样一种元素，它既不是精神的也不是物质的，而是两种元素的混合体。它就是贝塔元素，它构成了网格图的第一行。然后，这些基本元素通过可以确认的阶段，被提纯为更少物质性、更多抽象性的一种认识。

比昂推测，从一个思想水平向下一个水平移动的力量，来自♀求♂，即容器寻求思想的认识或领会。这种♀和♂配对的结果，就是概念化的东西的出现，很可能随着每一个思想的新的发展，而传达出一种新的生活观念。当配对发生在一个水平上的时候，它就成了寻找新的认识的一个新的前概念。

♀和♂只有在有助于成长的情感环境下相互作用，思想向越来越抽象、越来越复杂的方向进化才能发生。如果关系是在消极否定的氛围中产生的，就会出现成长的倒退，负网格图就是对它的描述。

♀与♂的匹配所涉及的是心理怎样在各个发育阶段发育成长。在网格图中，♀作为前概念出现在纵轴，也作为导致作用的专注和探索出现在横轴。专注和探索对于进一步的发展是开放的，这一点与前概念很相似。这种横轴上的表现，在思想的每一个发展阶段都会再度浮现。也就是说，专注和探索是一种有助于找到适当的认知状态的态度。

首先必须说明的是，比昂认为，给一件事命名是一种方式，一种把事情集中在一起以避免分散的方式。命名只是观念或观察的集合，仅此而已。但无论如何，给予命名就提供了使观念集合的意义越来越明确的可能。

就像我们曾经说过的那样，网格图向下移动代表着思想的成长；这种成长的发生依赖于前概念寻求与特殊的认识的匹配，即容器幸运地偶遇那些它要容纳的东西，并与之相互作用。通过这一过程，相互作用的意义得以发展。

意义的发展的出现——即前概念与认识或领悟结合在一起，可以有不同的方式。所谓的结合在一起，可以被看做一种未饱和元素（前概念）被恰当的认知或领悟饱和。这种结合在一起意味着集合在一起，即命名；从这里，进一步的意义得以发展。

在上面个案的临床材料中，分析师认为，这个男人的心理能力要高于他在工作中所表现出来的能力。在分析过程中，分析师的前概念与一种认识相遇——患者宁愿要一幅关于自己的图画，也不愿意面对真实的世界。分析师内心的问题或未"饱和"的区域是："为什么那个男人不展示他的真正能力？"与之匹配的认识是："因为他不情愿知道真相。"这种分析师内心的♀与♂的匹配，也是对于本例中"宁愿要一幅个人图画"的命名，随着分析的进展，这个命名将会注入更多的含义。

此外，前概念本身也可以被看做集结在一起的一些现象，通过命名可以避免它们的分散；与之相应的认识，就是给这些集结在一起的元素赋予含义或意义。

再回到上面的例子中，分析师站在患者旁边，是通过他的行动以及他解析的方式展示一种可能性，一种对于患者来说是新的可能性，一种可以促进两个人之间相互作用成长的可能性。这可以被看做容器－容纳物关系的一个前概念，随着分析的进展，这个前概念将通过与合适的认识相遇，逐渐发展出它的意义。

现在，我们可以看到，抽象不仅仅是对现象的某些具体性质的提取，它也是把一些认为是在一起的现象进行集结；通过这种方式，也能挑选出那些不属于一类的东西。这就是当一个前概念与它的特殊的认识相匹配的时候所发生的事情。然后，这个交汇处的含义开始浮现。思想就是这样得以发展的，它是一个匹配的集结过程，伴随着意义或含义的累积。前概念与认识的匹配，是一种对于现象的抽象和集结。

在网格图的横向移动中，从横轴3开始，思想的应用在探索能力方面有所增加。探索能力要求对于焦虑具有忍受力。这是与苦－乐原则向现实原则的移动相一致的。这种移动包含了用思想去忍受挫折感，这种挫折感是由不允许对于需要立即给予感觉上的满足造成的；挫折感也包括幻觉的破碎所造成的挫折。对于感觉上的立即满足的拒绝，会唤起愤怒和怨恨，而愤怒和怨恨应该通过对于它们的推理和思考来承受。弗洛伊德与比昂的区别在于动机；弗洛伊德认为，现实原则驱使人延缓立即的满足，以便以后获取更大的快乐；而比昂认为，动机来自于情感成长的可能性。

分析师常常会遇见的是♀的缺乏，那是一种损伤了的或漏的容器，不能容纳♂，就像想用一个棉布袋盛水一样。下面就是这样一个例子：患者不想提前进入候诊室，因为他觉得如果他那样做了，就会觉得自己是一个冒昧的、强迫别人容纳的孩子。在情感层面，他是这样一个孩子，但是，他不能忍受这样的感觉。当这一点被解析之后，他说："我认为，如果让你知道我是一个那样的人，那么，我怕最终你会离开我。"因而，他有这样的观念：分析师也不能容纳这样的孩子。我们这里所涉及的是，思想不仅可以应用于思想，也可以应用于精神痛苦、负罪感和悔恨等情感。在这个例子中，患者有一种不愿承受的情感——负罪感，那是一种他不能忍受的情感，他不愿意记起那种歉疚的感觉。这都是一个♂没有合适的♀的例子。因为没有合适的♀♂匹配，以至情感体验不能被容纳。当这种情况出现的时候，比昂的解释是什么呢？

克莱因认为，儿童对于好客体的嫉妒和贪婪的攻击会导致创伤和分裂。当♀与♂出现分裂的时候，估计分裂体之间还会有足够关系，允许对其进行思考，即♀和♂在思想层面还存留着一些互动性的初步的能力。至少这些问题可以得到关注。当嫉妒是一个因素的时候，比昂也把焦点集中于容器与容纳物的互动。但在这种情况下的联系是 -K 而不是 K。比昂认为，与♀和♂以促进彼此成长的方式的集结相反，会有一种相反的进程，在这种情况下，思想会越来越空乏，这个过程是通过 -K、-L 或 -H 联系形成的。那是一种以彼此破坏的方式联系在一起的贪婪的破坏性互动。以这种方式也不能承受痛苦，变得越来越没有意义。

比昂认为，当婴儿把他的死亡恐惧投射给乳房的时候，他也投射出他对于不受到干扰的乳房的恨和嫉妒。结果，乳房被令人羡慕地感觉为具有从投射的恐惧中摄取意义的能力，而不是感觉为具有解读、然后再以一种可以处理的方式返回给婴儿的能力；它不是移除恐惧本身，而是掏空了恐惧的意义，甚至连"生命的价值"——死亡恐惧的意义也掏空了。这样一来，返回给婴儿的是一个恐惧的无意义的死亡恐惧——一种莫名的恐惧，结果，婴儿的恐惧不会减轻或变得易于忍受，而是逐渐增长。

这种互动模式就是阻碍思想过程发展的原型。这种♀和♂的互动除了造成思想具有破坏性之外，同时还使思想变得越来越无意义，最终会形成一种无法控制的贪婪和破坏性。网格图在横轴从左到右和纵轴从上到下的移动就会出现反转，这就是所谓的负的网格图，随着在负网格图中的移动和发展，出现的是一种越来越没有意义的情感。

黑格尔认为，历史的发展是通过这样一个过程实现的，首先是对立观点的碰撞，然后就是这些观点的综合。这些观点的综合又成了新的循环过程中的观点。比昂也是以与黑格尔相似的模式构筑他的关于思想发展的观点的。♀和♂的结合形成概念化的东西，但随后这个概念化的东西又成了一个新的思想循环的起点。这样，一个前概念与一种认识的匹配（这种匹配就是性的象征意义）就形成了一个概念化的东西（conception）。如果没有比昂的♀和♂这样简洁的表达方式，那么我们将无法解释思想的成长。思想的成长是这样一个循环过程：前概念与一种认识相匹配，形成概念化的东西，然后，这个概念化的东西作为一个新的前概念，开始一个新的思想发展循环。

♀和♂之间的联系，可以是一方受益而另一方未受影响的共栖联系（commensal），在这种联结中，两个客体来到一起，展现它们的相似性，但是，保留各自的特性；可以是（但不一定）会对每个成员都有利的共生联系（symbiotic）；还可以是寄生性联系（parasitic）。这种寄生性联系发生在这样的情况下：♀和♂所产生的联系对于双方都有破坏作用，那是一种松散、没有凝聚力的联系。如果联系的结果导致表达能力的发展，可以视为对♀和♂双方彼此都有利的共生联系。在共栖联系中，情感被用于发展创作语言形式的个人能力，这种形式以后会促进情感的发展，从而语言和情感会加速发展。比如，情感体验可以产生诗意，后者反过来加速情感的发展。下面，我们将举例说明寄生性和共生性联系。

患者为自己方便要求分析师更改治疗时间，分析师接触到了患者粗暴地呈现出来的对于别人的明显轻视，分析师与患者由此发生了争吵。这使双方都固执地坚持自己的立场，双方的情感是如此强烈，大家都想用语言表达这种情感，结果就是一种愤怒的沉默。这就是寄生性联系的例子，在这个例子中，♂（情感）破坏♀（语言），这种联系的结果，就是愤怒性的沉默。一年后，这种情感在彼此理解的基础上以语言表达出来。用"后见之明"来看待这件事的话，它应该是共生性的，因为它导致了表达能力的发展。如果经过深思熟虑，一次争吵也可以是建设性的，它会导致情感沟通能力的进化。刚才这种结果就是共生性的，但反之，如果结果仅是破坏性的，就属于寄生性的。

比昂也从另一个角度考察这一结构。一个新的观念是通过一个天才人物突然呈现给这个世界的。比昂把这样的人称之为神秘者而不是天才。神秘者与上帝有直接的接触，是上帝的容器。从而，一个宗教性的权力组织（the Establishment）的任务就是控制神秘者的观点，使普通人与上帝有间接、而不是直接的接触。神秘者威胁要破除组织的控制，而后者则威胁要与神秘者的观念做斗争。比如，使之严格地系统化或理想化，让大家顶礼膜拜。因而，比昂嘲弄地做出下面的评语："他被授予无尚的荣誉，然后消失得无影无踪。"这种含义适用于社会团体，同时，也是一个象征，象征着一个人的内心，存在着一个可以与绝对真实直接接触的神秘者，还存在着一个抑制和压制他的"权力组织"。

比昂强调，"权力组织"对于神秘者的破坏无处不在，它既发生于一个人的外部，也存在于一个人的内心。这里我们引用比昂在《未来论文集》中的几句话：

"总是有一个'什么都不'等在那里，准备囚禁和神话任何可能带来麻烦的思想或观念。"

比昂还说道：

"那些基督徒们自以为似乎终于得到了他（指上帝），而这个上帝，除非把自己所有的意义都榨干，否则，将永远不能从救世主的囚室中逃脱出来。"比昂的另一句话是："他（指苏格拉底）的思想被深埋在记忆中，深得无法听见。"

　　一名具有童年被残酷剥夺背景的女患者，在接受了对她的"定期愤怒地破坏对她的精神分析"的解析时，她感觉到了自己的贫乏和无望。这个解析被体验为是对自恋的突然打击，同时也被感觉为是对她的一种禁闭，限制她的发展。这与受虐无关，并且，这反而相当有助于通过"容器－容纳物"模式以及"习惯或神性对于发展的敌意"模式加以阐明。因而，她应该看到，她所不能忍受的精神分析所带来的对于自恋的创伤，并不像她感觉的那样严重，反而，她把破坏性的力量认同为解析，才是使她对解析感到无望的原因。

　　另一个患者梦见她在一个社会团体里，她对别人是无关紧要的，别人对她是苛求的、轻视的，并且正在搜集她的破坏性的证据。沿着患者从分析师那里感觉到一个严酷的超我形象的思路进行解析，并没有取得效果；直到将这种解析与她的感觉联系在一起才取得效果。她的感觉是，任何自由地表达她自己的尝试都必须立即服从和让位于压制性的制度化的遏制政策，这种遏制政策不支持任何朝向个人自由的步骤。

　　我们注意到，比昂的容器概念似乎常常与温尼科特的"容纳"或"容纳性环境"概念等同。在这里，我们希望能清晰地对这两个概念进行区别。容器这个概念指的是内在的，而"容纳"或"容纳性环境"是外在的或内在与外在的过渡阶段；容器是非感觉性的，而容纳性环境主要是感觉性的；容器与容纳物在一起的作用是主动的，这种主动性，既可以是促进完整和联合的，也可以是破坏性的；而容纳性环境是正性的和促进成长的。

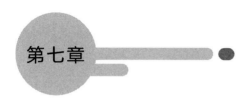

第七章

阿尔法功能

用自己的方式说废话是个很可笑的事情，但那也好过以别人的方式谈正事。前一种情况下，你是一个人；后一种情况下，你只是一只饶舌的喜鹊。

——Dostoevsky

　　现在，我们开始详细讨论网格图横轴的前三行，这有助于了解比昂是怎样理解阿尔法元素和贝塔元素的。

　　在精神病人的心理中占优势的那些元素，神经症或健康人是意识不到的。此外，精神病人精心地进行着分裂性的工作，通过这样的方式，试图使心理现实隐去，因为他对于心理现实中那些迫害性的感觉感到憎恨和恐惧。他们对于任何可能把这些分裂了的碎片组合到一起的过程包括精神分析，都有极大的阻抗，因为精神病人害怕在这样的整合性的进程中，会面对一个完整但恐怖残忍的超我。

　　比昂观察到，针对精神病人进行分析性工作的时候，在病人的分裂性的、不可理解的材料当中，存在着一些视觉性意象的碎片，这些意象很像被记住、但还没被消化的对事实的感觉性碎片，而不是完整的图示性意象。比昂想知道，这是否仅仅是分裂性地完成心理功能的工作方式，还是一种将分裂的碎片整合为完整意象的一些尝试。尽管正常情况下，梦可以被记住或者可以被描述，但精神病人似乎没有梦。比昂注意到了这样一种现象，就是说在对精神分裂症进行精神分析的时候，视觉图像的产物就像一个在分析过程中做梦的过程，并非患者在分析的时候睡着了，而患者此时的心理体验是感觉看到了一种可见的元素，它们就如同梦的意象。这里，我们可以引用比昂的一段话：

> "这一刻，我猜想，我的解析正被加工成一个梦。因而，这个患者看见了一条隧道，里面有一列火车，火车停下来。他说，'没救了，太晚了，我错过了这趟列车，并且很长时间也不会再有了。精细的碎片就像粪便……两张椅子、三套家具、大便椅，我不知道怎么谈。'对我来说很清楚，他想对能谈出来的和一些用视觉意象表达的东西加以区别。"

在另一个例子中，一个精神病患者突然站起来，以一种令人眼花缭乱的方式看着四周。分析师认为，如果他正在感觉患者似乎正感觉着的东西，并且他（即患者）正在睡觉或做梦的话，那么那种体验将是比较容易理解的。这些体验使比昂开始考虑，是否仅仅在分析师面前，精神病患者才能够冒险着手一个过程，一个如此恐怖的通向整合的前兆的过程。因而，比昂把他所描述的梦的过程与整合过程的开始联系在一起。

这种关于梦的工作的观点不同于弗洛伊德的观点，弗洛伊德的观点是这样的：通过梦的工作，梦隐藏了梦的潜意识意义，仅仅通过精神分析才能显示出梦的意义，精神分析就是解除梦的工作。比昂认为，梦的工作使意识和潜意识材料更容易理解，持这种观点是从这样的角度考虑：梦的工作使之成为易于加工的元素，从而使之可以被用于思想的进一步整合过程。

　　精神病患者缺少梦的这一现象提示：梦的产物会为令精神病患者感到恐惧的思想的综合作出贡献。然后，比昂转向这样一个概念：有一个过程，这个过程不发生在人格的精神病部分，梦仅仅是这个过程的一部分。这个过程的缺少或破坏，会造成精神病患者对于体验、记忆、判断等很多方面的精神专注能力严重不能胜任；也会失去产生梦的图像产物，失去能够激发出联想的可见意象的能力。

　　不发生在精神病患者中的这个过程，使意识层面的合理事件以及没有语言能力的潜意识层面的印象变得容易被接受，以至它们不仅可以被用于思想的整合，还可以被用于其他功能，比如记忆功能。比昂意识到，精神病患者主动处理或攻击这种功能以便避免整合，但是，这样做就剥夺了患者使自己的内心发展的需要的输入。

　　精神病患者与现实的接触是非常有限的。这是拒绝接受整合的代价，整合将导致痛苦的心理现实浮现出来。比昂假定，每一个人的内心都有一个极重要的决定要做：是逃避挫折，还是用思想使之缓解、容易接受？

　　我们现在返回到精神病患者心理中不出现的那部分。为了促进对于这个未知过程（比昂相信这个过程与做梦相似）的思考，比昂为其命名"阿尔法功能"，把它作用的产物或结果叫做阿尔法元素。阿尔法功能作用于来自一个人的全部情感体验方面的材料，这些体验源自内部和外部的感觉性输入。它使这些情感体验成为易于理解的并富有意义，这个过程需要通过产生阿尔法元素来完成。阿尔法元素由视觉印象、听觉印象以及嗅觉印象组成。这些元素被储存在记忆中，便于在梦中使用，便于醒着时的潜意识的思考。后者包括对储存在记忆中的意象进行思考的输入，这个过程丰富了意识层面的思想内容。通过为其命名"阿尔法功能"，比昂希望保持概念的开放性，以避免意义被过早地强迫接受。阿尔法元素构成了网格图的纵轴 B。

在一个正常的对话当中，无论是针对所讨论的内容，还是讨论那一刻的情感体验，在听者心中都会激起一个可见的意象。这个可见的意象，是对于在感觉层面被体察到的体验心理同化的结果；这个可见的意象，可以被储存在记忆中或者被用于做梦，它也可以以适宜的形式成为一种象征。体验已经经过了阿尔法功能的加工，使之被同化为人的心理成分。

"情感体验在能以某种形式被人格所用之前需要被加工"，这样的前提条件使人联想到康德的观点："只有对于理解进行综合性分类，事物才能被思考；没有这样的综合，将不会有关于事物的知识。"但比昂的有关观点是基于他对精神病人所做的精神分析的体验；他所处理的是情感体验，而非通常意义上的"事物"，他正在构思比较原始的现象的概念。

如果一个痛苦的体验经过阿尔法功能作用的话，可以被转化为梦的意象，那么，通过网格图里所描述的思想过程就被抽象为思想。如果阿尔法功能没有对这个痛苦体验发挥作用，那么，这个体验将通过"焦虑－驱动行为"（anxiety-driven activity）被排除掉。一个患者说："我不必在午夜上厕所，因为我有一个梦正在做。"她直觉地认识到，有些事物已经被梦所容纳，因而不必急于排出或排泄。

比昂把那些不能被头脑容纳的东西称之为贝塔元素。这并不意味着这个名称具有特别意义，它只是比昂对目前尚未加工的数据的一种描绘方式。这些未加工的东西，是没有被赋予意义或未被命名的感觉性印象，这些感觉会引发挫折感。比如，它们可能是一些虐待性的或抑郁性的东西，但紊乱、没有凝聚在一起。它们是还"没消化的"东西，是"事物原初的状态——'自在之物'（things-in-themselves）"，这些东西在头脑中被当做外来的异体。它们只适于被排出或排泄，因为它们不能被思考。如果是迫害性或虐待性的，他们会将其感觉为头脑很想抛弃的废弃物的碎片；如果按照快乐原则的说法，就是引起人们不舒服的东西将被排除掉。这个排出过程，是通过进入自己身体或进入外界的投射性认同完成的。尽管这是一个心理活动过程，它还是被描述为像是一个身体活动的过程，实际上，容纳者对于它的体验也的确是这样的。在比昂的早期著作《团体体验》中，他已经发展出了成熟的精神分析理论；他描述了一种"原始精神系统"，里面含有精神的原始材料，在那里，精神与身体是无法区别开的。他后来所描述的贝塔元素就是那些未加工的元素，即"原始精神系统"中的那些内容。源自这个系统的东西，可以被体验为精神的或被体验为躯体的。

一个正在接受精神分析的女性第一次拥有了一种体验，一种在分析师不在的情况下产生自己思想的体验。她感到有点遗憾，遗憾没有早一点获得这种能力。这种遗憾的体验仅仅是"思想的一瞥"，但它还是痛苦的。那么，她当然想猛力地把这种痛苦推出。把它推到哪里呢？推到分析师那里吧！她抱怨说："精神分析没什么好处，什么用也没有，而分析师总是想说明'事情已经解决了'。"分析师对此感到很讨厌和生气，这勾起了分析师反驳的冲动。反驳的冲动是被痛苦但未经过思考的情感激发的，这个情感就是贝塔元素，这个患者的情感已经被投射给分析师。这些贝塔元素会引发分析师的情感卷入，会干扰分析师的思想和观察能力，尽管本例不是这样。通过阻塞分析师对于前概念的探索，可以达到这样的效果。

贝塔元素构成网格图纵轴的 A 行。贝塔元素不是处于一种可以被思考的状态，它不能被语言词汇表达，也不能产生意义。但是，可以被转化，转化为适于思想的应用的东西；换句话说，贝塔元素可以被转化成能被头脑加工的东西。在那个未知的阿尔法功能的作用下，这种转化就可以发生，从而使之成为阿尔法元素，阿尔法元素就可以被用于思想和梦中。阿尔法功能赋予思想以主观性的感觉。这时候，思想可以对思想本身进行思考，并且可以对情感事件做出个人化的反应，可以将情感体验转化成思想。没有阿尔法功能，一个人仍然可以对外部世界的感觉材料进行抽象处理，但不能处理内部的情感体验，也不会有关于外部世界的主观性情感领悟。因而，一个哲学家可能具有从感觉材料中抽象总结的能力，但不能完成对于人本身的认识。

为了探索阿尔法功能的概念在临床的有效性，就必须寻找这样的材料，它们在阿尔法功能的作用下，变成了相对于大脑来说是"可以消化的"东西。

一个患者谈到了自己正体验着的一种情感状态，尽管这种情感状态是令人厌恶和让人不舒服的，但他无法给它命名或对其作出描述。他似乎不认为那属于他曾经听说过的情感种类中的一种。他可能会说那是不愉快的，内心充斥着那些感情，但他无法进一步描述它。另一个患者可能会说到一种感觉性的东西，但对它的描述似乎是缺乏共鸣或联想，即使有，也是会唤起意象的一种什么东西。那好像是一种既没有表面意义也没有"弦外之音"的东西，似乎是还有待于消化的什么东西。这些就是需要被阿尔法功能加工的材料的例子，但是，这些材料是难以定义的，很可能因为，恰好是那个能使之容易被理解的阿尔法功能正处于缺乏状态。

一个盘算着把治疗次数由4次增加为5次的患者，体验到一种急性的忧虑。当他试图对它作出描述的时候，他说，"我常常可以说出我讨厌和想否定的印象或感觉，但这次不同，它是无法描述的。"他指着自己的胸部说："就在这里的什么地方"。分析师说："它大概是一块没消化的什么东西吧？它不能被加工？"患者回答："是的，怎么会这样呢？"大家会注意到他的用词：怎么会这样呢（how it is）？这不是患者可以用"我觉得"来描述的什么东西。没有"我"，没有一个与我有关的一个独立的东西。可以用这种现象解释，为什么我们在前面说，阿尔法功能可以把单调的非个人的现象（贝塔元素）

转化为主观性体验。

阿尔法功能发挥作用的指标之一，就是未加工的材料转化为内在的可见意象以及少部分内源性感觉意象，后者包括发生在梦、白日梦和以可见意象为主的日常醒觉状态的思想。后面这些元素构成了网格图的纵轴 C，可以用于对事件的描述。比如，如果我们描述一次精神分析，我们仅仅用 C 行的意象就可以给出一幅关于这个患者的个人图画。

在一次对一位精神病患者的分析中，比昂认为，患者希望比昂成为患者的意识层面的头脑，而患者是自己的潜意识层面的头脑；或者颠倒过来。好像在患者心中，二者不能在一个人格中同时并存。他有一种觉得困倦的体验，但并不能睡着，保持着醒觉状态，但也无法摆脱困倦感，似乎一种状态的元素在干扰着另一种状态。由此，比昂推论，可能缺少某些屏障，那是一些很像弗洛伊德在《科学心理学规划》中谈到的接触屏障，正常情况下，这个屏障会防止一种精神状态的元素妨碍另一种精神状态。

比昂猜测这个接触屏障是由阿尔法元素构成的，精神病患者由于阿尔法功能的缺陷不能恰当地产生这种屏障。这个接触屏障可以把意识层面的元素与前意识层面的元素分开。这个屏障的透过性允许两部分之间的一些交换，但不能是像上面比昂所描述的那样，出现一方淹没另一方的状态。当这层隔膜正在形成的时候，意识层面与潜意识层面的元素存在着持续的相关性，经过抽象的加工之后，所产生的结果就是对于情感体验的理解，也允许将其储存、压抑在记忆里。

当一个人投入一次谈话的时候，正常情况下，不会遭受到先前的潜意识材料的干扰；如果受到干扰的话，就会有效地妨碍正常的交流。接触屏障会防止干扰的发生，但还是允许出现充分的潜意识幻想。据推测，这些幻想被储存在记忆中，通过过滤成为意识层面的东西，从而使对话能够引起共鸣。如果这个屏障没有这样的一定程度的渗透性，那么相互的交流会变得呆板、枯燥、乏味，会使听者产生"这都是些什么啊"的反应。接触屏障也允许压抑作用和记忆中的储存作用不受干扰地工作，也可以受到醒觉状态的事件的影响。在情感性领悟出现的那一刻，存在着意识和潜意识元素的联合。

大量紊乱无序的材料被倾泻给分析师，患者似乎只有把它们都吐出来，才能使自己的内心感到轻松。而分析师所感觉到的，是一些不容易被理解的、同时在一定程度上也具有迫害性的东西。似乎在不同的词汇或只言片语之间没有什么联系，材料好像是死的。这里，我们再引用比昂的一段话：

> "那意味着我被强迫拥有一种情感体验，意味着我必须以一种不能从里面学习到什么的方式体验。此时，我还有意识，有一个使我能够感知灵魂的性质的感觉器官，但是，我没被允许去理解它。那么，我将不能通过情感体验去学习，也不能记住它。"

患者贝塔元素向分析师的倾泻具有激发分析师的特别情感反应的能力，而不是激发分析师去思考。因为其没有将精神现象分为意识或潜意识的功能，结果就是，这些精神材料似乎是混乱的，感觉上常常很像一个梦或一个幻觉。贝塔元素不能使一个功能性屏障得以形成，但贝塔元素似乎可以形成一个为某一目标服务的结构，为方便起见，我们称它为"贝塔屏障"。

在这一章我们试图说明，比昂怎样根据自己针对那些明显的精神病患者的工作得出关于贝塔元素和阿尔法功能的假设。但是，贝塔元素的排泄是一种非常普遍的事情，不只发生在明显的精神病患者身上，并且，当它发生在精神分析的某个小节的时候，会出现显著的质变。贝塔元素释放的时候，听起来就像一堆废话、一块粘在手上的脏东西或一连串无法激发出意象的单调的材料。它相当于网格图中 A6 的位置。

"贝塔屏幕"会激发起分析师的感觉，而不是思想；而只有思想，最终才能导致解析的产生，从而反过来使患者得以接触他所憎恨和恐惧的现实。分析师会发现，在贝塔屏幕的作用下，自己正在对患者品头论足，听起来就像是在指责非难或充斥着平庸陈腐味道的安慰；这两种方式，都不能使患者接触到他内心所需要的营养，这个营养就是内心的真实。贝塔屏幕的功能似乎就是使分析师停止思想，并且用付诸行动取而代之。一个解析的阐明和确定需要在它的概念化过程中，含有阿尔法功能。一个分析师也可能经常以解析为伪装，宣泄自己的贝塔元素。

一名患者一再地重复这两句话：当精神分析完成的时候，她将不会对任何人讲关于精神分析的事情，如果与分析师在街上相遇，她也不会对分析师表示感谢；在精神分析中，她已经遭受了如此多的痛苦，但是，她的朋友们只把这看成一种沉迷和满足。这种口头上的"语言倾泻"和类似的东西，就像是她已经用惯了的东西。最初，分析师已经感觉到了被激惹或有点生气；接着，是好像要被激怒；然后或最终，变得可以容忍，并希望对这些反应加以探索。随之就可以进行精神分析探索，可以对患者解释，这种"语言倾泻"形成了一个障碍，它妨碍和阻塞对于问题的理解。患者立即说，"就像一张我一再反复播放的唱片，这样一来，我就不必思想了。"通过解析，即通过贝塔元素最终被分析师的大脑加工，患者也能够运用阿尔法功能，将倾泻物转化为可见的意象，然后，她可以对这些可见的意象命名。这时候，两个人的相互作用就被体验为一种情感现实了。

感觉性的表现可以归类于贝塔元素，它们源于躯体、源于所谓的"原始精神系统"，在这个系统中，精神与躯体还处于未分化的状态。因而，它们只是形成了思想的母体，但思想的母体还不是思想。

比昂在《巴西演讲》中引用了一句 John Donne 的诗，解释贝塔元素与阿尔法元素之间的过渡性区域，那是一个思想从无到有的过渡。那句诗是这样的："她的脸颊泛红，仿佛她的身体在思想。"

为了试图理解一个人怎样从没有思想的贝塔元素区域向初具思想雏形的阿尔法元素阶段的移动，比昂假设，存在着一个♀♂机制，在这种机制中，贝塔元素可以形成♂。这种模式意味着，一个幼小的婴儿需要依赖母亲为他加工或处理那些无法忍受的原始感觉（贝塔元素），他将把那些原始感觉投射给母亲。母亲通过自己的阿尔法功能，完成这一对贝塔元素的加工过程。这一过程的进行，依赖于母亲的能力——这是一种将婴儿尚无法忍受的情感体验摄入母亲自己的内心并对它们容纳、加工，最终以一种婴儿可以忍受的发生了变化的方式返回给婴儿的能力。母亲在完成这个功能时的精神状态可以用法语"reverie"（抽象的沉思）这个词来形容。并且，决定母亲阿尔法功能的质量的一个重要因素，是她对婴儿的爱以及对于丈夫的爱；在这里，男性代表着使婴儿与母亲分离的法则。这种发生在爱的关系中的母亲与婴儿间的互动，是♀和♂共栖性联系的典范，对母亲与婴儿的心理发育都会有促进作用。

决定心理发育的最关键因素，是对于挫折选择逃避还是面对。即当一个人面对一个痛苦的内心状态时，是陷入各种防御机制以便不让自己意识到挫折的存在，还是试图揭开谜团，容纳它、思考它？

在某些时刻，焦虑或其他痛苦的情感体验给人的感觉似乎是无法忍受的。此时，人们会采取一些对生存来说必要的步骤。因而，一个丈夫被杀死于华沙犹太区的犹太女人会设法忘却哀伤，以便生存下来并保护自己的小儿子。无论她使用了什么防御机制，目的都是使痛苦的感觉消失或至少使自己意识不到它们。

弗洛伊德所描述的快乐原则是这样的：当一个有机体意识到精神紧张增加的感觉时，会将其体验为不快乐，并将其立即卸载，从而摆脱精神紧张，实现快乐状态的恢复。作为一种松弛反应，这个机制会自动发生。肌肉系统被用于卸载这些讨厌的紧张的增加。弗洛伊德认为，紧张的增加与精神刺激的增加有关。

但是，我们发现，卸载法不适于愿望的满足，对于现实的需要也应该加以考虑。弗洛伊德认为，在愿望与行动之间的选择方面需要思想的发展，以便找到合适的方法依据环境的不同而行动，从而实现愿望的满足。思想可以被用于帮助忍受由于愿望的满足延迟而引发的挫折，也可以被用于帮助找出一些方法，通过这些方法，迫使环境达成愿望的满足。这就是现实原则。

比昂发现，弗洛伊德的那些关于快乐原则和现实原则的观点对于他形成关于处理精神病患者方面的认识，是非常有帮助的；弗洛伊德的观点是：精神紧张的卸载是处理挫折的原始方法；可以使用思想帮助应付和处理挫折。

精神病患者或一个人人格中的精神病部分，是憎恨心理现实的，并因而反对任何向思想的建立方向的移动。他不能忍受挫折，并且如果这种不能忍受没有以通常的方式得到修改，那么，他会继续尝试通过肌肉运动的方式来宣泄和处理紧张。比如，这种宣泄可以以如下这些方式发生：表情肌肉的表达性运动，扮鬼脸或微笑，生气地翻白眼。同样，也可以通过打哈欠、咳嗽、打喷嚏、肠道或膀胱的排泄来卸载增加的紧张。所卸载出来的是无法思考的情感体验，即贝塔（β）元素。

通常情况下，以前提到过的"录音播放型（record-playing）患者"在精神分析进行前将会大量排尿，但是，当她可以在分析过程中愤怒地以语言的方式爆发的时候，她将仅排几滴尿。尿的倾卸是一种以身体方式表达的贝塔元素的卸载，这种方式与录音播放型爆发是互换的，后者是将语言作为一种对不想要的、无法思考的体验的一种排泄运动。

就像前面我们提到的那样，决定是对挫折忍受一段时间还是逃避，对于人格的发育是非常重要的。在这里使用挫折这个词，是为了表示一个愿望的未被满足以及随之而来的痛苦的精神状态。比如，它可以是一种抑郁状态、一种困扰、绝望、嫉妒感或负罪感、急性焦虑、害怕患精神病、厌倦、无望等。这些都是精神病人所憎恶和害怕的心理现实，可能他们尤其害怕与野蛮的超我观念相关的伤害性谴责。如果精神病人相信这种状态是不能忍受的，那么他们就会试图摆脱前面列举出的那些痛苦。这意味着，人格丧失了思想的材料、丧失了有意义的材料。

就像张在两棵树丛之间的蛛丝，可能突然摇晃着见到了日光，因而，迫使它们进入视野的前景，这完全改变了人们先前对于绿树的看法。这样一来，在一次精神分析中，贝塔屏幕可能会突然取代接触屏障。这种替代，发生在阿尔法功能反转的情况下；在这种情况下，阿尔法元素的视觉、听觉和嗅觉印象转而变回到相当于贝塔元素的状态；除非它们已经经过了改变，使贝塔元素似乎有一点儿人格（与它们附着在一起的自我或超我）的征兆。这样，它们很像"古怪的客体"，那是一些碎片，使精神病患者感觉如此的有威胁、如此的有伤害。

一个具有被剥夺背景的女士感觉到，她的被剥夺和被忽视突然被分析师深入地理解。然后，同样突然地，她感觉受到了伤害。她宣称，她不会回来继续接受精神分析，因为在房间里有麦克风，这也是为什么分析师可以记得这么多的原因。在这个例子中，理解和被理解的体验立刻伴随着被伤害感，好像在她后背捅了一刀。

这就是一个阿尔法功能反转的例子。分析师通过阿尔法功能的理解而造成的对于促进心理成长的体验耗尽了它的意义，从而被转化成贝塔元素并被投射出来。此时，它们被感觉具有侵入患者内部的威胁，有理解力的分析师此刻成了许多不祥的想要偷听和进犯的麦克风。现在，这些贝塔元素似乎含有了具有威胁性的超我的痕迹。

在精神分析中，我们将试图揭示人格的真相，因而，选择逃避挫折还是逐渐接受挫折，就显得非常重要。无论是在分析中还是在我们的内心，时时刻刻都可能面临逃避或是面对挫折的选择，而我们的心理健康就取决于这个选择。

当逃避挫折占优势时，那些使我们的体验得以综合的过程（即阿尔法功能），都会受到人格精神病部分的反转性的细小分裂和逃避的攻击。这样做的结果是使自己的精神世界变空，但这也意味着他将不能利用自己的体验。现在，他会感到跌入了精神陷阱，遗弃了逃脱陷阱的方法——思想。因而，他的精神会处于一种渐进性的饥饿状态，只有进入更加恶化的精神病状态，这种状态才能结束。在精神分析过程中，当试图帮助他放弃这种破坏或阿尔法功能的反转时，患者留下了阿尔法元素，但仍然没有能力思想。

如果选择通过忍受挫折而逐渐接受，那么，取代卸载无法吸收的贝塔元素或阿尔法功能的反转的，将是那些不愉快的体验，它将以使之具有意义的方式被保留在心里，就是说保留得足够长，长到使阿尔法功能可以对其发挥作用，以便它们可以被思考。然后，才会产生使挫折感可以被接受的效果，思想过程将容纳这些痛苦的体验，因而使之成为比较能够忍受的。

一个女患者已经放弃了吸烟，这使她突然出现了便秘，她非常难受。她的精神也处于"便秘"状态，在精神分析中，她无法产生出自己的想法。她以前的模式——通过吸烟逃避挫折，已经占了优势。放弃吸烟引起了一个延长的内部冲突，但放弃吸烟是她为了成长的目的而接受面对挫折需要的结果，即她做出了一个对抗人格的精神病部分的姿态。随之而来的就是她将面对一个伤害性的现实——一个充满原始焦虑和无价值的现实，这是一种感觉纠缠着她的内心、不再能被驱逐出去的现实。通过唤醒前面所讨论过的与贝塔屏幕相关的临界反应，她会试图将这些焦虑卸载给分析师。她处于一种纠结状态，不再逃避挫折，但也没有足够的阿尔法功能使她能够通过思想找出摆脱这种状态的方法。

总之，阿尔法元素和贝塔元素是两种假设性实体，它们可能不是真的存在的东西，但这种假设便于讨论那些感觉性范畴的非人类思想性的东西（贝塔元素），也便于讨论那些已经成为思想的东西（阿尔法元素）。

网格图中的 A6 所涉及的就是贝塔元素的卸载。因为贝塔元素不是思想，所以，除了横轴 2 之外，其他分类不能被用于贝塔元素。比昂是这样评价 A6 的：

> "没有思想呈现出来，但是表现出一个又一个行动……如果不可能有思想，一个人将由冲动直接转向行动……当面对一个未知的事物时，人类会把它毁灭。如果用文字来描述此时的情景，那么反应似乎将会是这样：'这是个我不理解的东西，我将毁掉它。'但是，也会有新的声音出现：'这是个我不理解的东西，我可以去理解它。……这东西使我害怕，让我躲起来偷偷看看。'或者，如果勇敢点儿的话，可以这样：'让我走近一点儿，查看一番。'"

一个人由于从出生国前往外国而处于必须说与母语不同的语言的状态，与阿尔法功能的丧失类似。Eva Hoffman 在她的著作《迷失于翻译》（*Lost in Translation*）中，描述了她 13 岁由祖国波兰迁往美国后，由于语言的显著丧失而几乎导致自己身份同一性的完全丧失。她所有丰富的情感都渗透在自己的母语——波兰语中，她花费了好多年，英语才渐渐渗透进入她的内部语言。这类似于一种状态，一种不能从体验（尤其是从所使用的语言中的体验）中抽象出基本的情感和认知元素的状态。后来，Eva Hoffman 梦见了一座村舍，在它土质的地面下具有巨大的热源，这成了她接受外来语言的突破口，她是这样描述这一突破的：

> "有一个声音在梦里说，'这个村舍是愿望的心脏，它正是吐火的太阳。'当我醒来的时候，我理解了我在白天从来不能造出来的那些词汇、那些被压缩为比喻的词汇，这些词汇是在我睡梦中的某个地方加工出来的……用英语对我讲话，它来自意识之下，它是一种如同远古歌谣般既简单又神秘的语言，一种超出我们想象的有灵智的语言……在我的梦里，出现英语已经有好久了，但是此刻，它们爆发了、变形再重组，仿佛很多染色体试图重新排列……但是，一旦这种突变发生，一旦这新的语言开始从我的细胞中流淌出来的时候，我停了下来，停在那里不动。语言不再是尖刻僵硬的东西，它所涉及的不再是语言本身。慢慢地，它成了一种透明的介质，我们生活在这种介质里，介质也活在我们心里；通过这种介质，我可以再度找回我自己、找回这个世界。"

这位作者似乎是在表达用阿尔法功能即英语进行加工的能力的发展。先前那种尖刻僵硬、像是自言自语的语言，是一种对于贝塔元素的描述。

在这里，我想引用比昂的一句话作为本章的结束：

> "阿尔法功能的价值回归，是精神分析的一个任务，是一个别无选择、必须完成的任务。这意味着，将应用一个未知的变量去满足一个适应精神分析要求的抽象系统的需要。"

第八章

思想的诊断

　　随着日新月异增长着的羡慕和敬畏，两种东西充盈着我的内心，那是我们常常对其反思的两种东西：其一是我头上布满星星的天空；其二是我内心的精神法则。我不是仅仅对它们作出猜测，我还把它们看做一种处于暗处的、超越我思想水平的、卓越的朦胧思想：在我认识我自己之前，我先认识它们；并且，我把它们与我自己的存在意识直接联系在一起。前者发生在我所占据的感知性的外部世界里，它扩展了我的联系，通过这种联系，我得以进入无际的世界，进入永恒的时空流转。后者发生在我不可见的内心，它向我展示了这样一个世界，在这个世界里，存在着真实世界的无限，但那仅仅是我们能理解的一小部分。我认识到，自己是宇宙中的一种存在，与世界存在着普遍和必然的联系，当然，也和那些可见的世界存在着联系。前一观点，即无际的世界使我们并不因为自己是造物主的骄子而觉得自傲，也许行星应该感到骄傲，但在宇宙中，它也只是一个斑点，我们就是来自宇宙、宇宙中的一颗星星，我们只是在能量的作用下，以我们不知道的方式被制造出来的生物而已。后一观点则相反，它使我们可以通过人格中的智慧无限地提升我们的价值，在这一过程中，精神法则将展示一种脱离了动物性、甚至超越整个感知世界的生命存在。至少，从这一法则赋予我们的存在的终点就可以得到这样的推断，这是一个不限定生命条件和限度的终点，但它通向无限。

——康德

　　我们从第四章和第七章可以发现，比昂很关注思想的产生和发展。在这一章，我们想探讨思想本身的特性。我们将首先了解一下有关思想的哲学理论。

哲 学 背 景

　　古往今来的哲学家以及当今的心理学家都在思索关于思想的问题：思想像亚里士多德曾经说过的那样，是一种涉及整个人的活动，还是像柏拉图所认为的那样，仅仅是人的一部分，我们给它们贴上了精神或灵魂的标签？思想活动是由什么构成的呢？思想是依靠什么样的材料进行工作的呢？

　　霍布斯曾经说过：知识的内容源自感觉性的体验。洛克认为：自身功能的心理感觉为知识添加内容。这些据推测比较简单的感觉单元被储存以来，以多种组合被用于产生复杂的概念。洛克将心理的基本作用分为五种：感知、保留（被分为沉思和记忆）、辨别（确定两个概念是相同还是不同，并且依据这一过程可以确定推理和判断力）、比较（对一个概念与另外一个概念进行比较）、综合（通过综合，将简单的概念放在一起形成复杂的概念）。

　　洛克有时候把思想的概念看做一些观念的容器，有时候则把它们看做一支蜡烛——一支会"点亮"概念的蜡烛。这些观念似乎存在于作为观念起源的对象与精神之间的什么地方。这些"观念在主体与客体关系的背景之下被唤起"的思想，成了比昂理论的重要方面。洛克对于思想研究的一个方面是一种理论，这个理论认为，对于一系列思想，心理都可以用上面谈到的那些方法去探索和处理。但是，"用精神的蜡烛把黑暗照亮"这一概念也暗含着这样的感觉：存在着大量未知的无限的可能性，而精神只能把握很少的一部分，非常的微不足道。这种观点比较符合比昂的看法。

谈到沟通和语言的时候，洛克认为，头脑中会产生大量详细的概念，以便使对它们进行详细的描述比较可行。他用"抽象性"这个词描述这样一个过程，这个过程可以用一个概念代表更多的概念；就是说这种概念具有共性的元素，抽离了那些具体性的东西。当抽象性完成之后，概念就成了随意性的东西，即它们是为了我们自己的便利而"人造出来的"。换句话说，抽象性是取决于人的选择的一种变量；它不是一个具有恒定值的常量。

洛克相信，思想是一个识别和评估的主动过程，这种观点与联想心理学理论相反，后者将思想过程看成是比较被动的。这种观念有其历史渊源，可以回溯到亚里士多德。这种观点大体上是这样的：来自外部现实的感觉性元素在感觉器官上留下印痕，并且会联结在一起，按照联想法则形成一个比较复杂的单位，在时空上依相似或相反、不间断地排列着。这种理论被用于操作性条件反射，这个理论认为，识别和鉴别能力可能是一个无目的反应。通过相似或相反的不间断排列进行的元素联想，是一种精神作用的形式，那是思想产生之前的形式，或者说，那是处于胚胎中的思想。

Vygotsky曾经说过，直到青春期，人们真正的概念才能形成；不过，在儿童期，通过联想性联系，人们可以产生他称之为"复合体"的概念的功能性等价物。儿童不能把一种特性抽象为一个概念。尽管学龄前儿童可以像成人一样使用同一个词描述事物，但这不是一个概念，而是一个联想的复合体。比如，当一个成人指出水中的一只鸭子正要上岸的时候，儿童所理解的不只是一只鸭子，还包括了溅湿他衣服的水、伴随的声音、湖面上的波纹等等。所有这些都是一个联想链，它们形成了一个复合体，"鸭子"这个词的实际含义还没有被抽象出来。青春期产生的成熟的思想方式，是一种个人化的抽象方式，它取代了通过比照形状或颜色而将两种事物连在一起的方式。Vygotsky 认为，仅仅到了青春期，一个人才能根据形式或结构进行整理和分类，那是一种一个概念针对一种事物的一对一的归类。显而易见，将阿尔法功能作为关于思想的理论基础，比昂创立了一种与 Vygotsky 相似的关于思想的理论。在这里，比昂的理论与弗洛伊德的理论出现了很大的分歧。弗洛伊德关于思想的理论植根于联想论者的传统，而比昂与 Vygotsky 一样，把联想论者所描述的看做一种作为母体的精神状态，思想产生自这个母体，但坚信这并不是思想本身。以比昂的观点来看，每一个联想元素都是一个贝塔元素。处于同一时代并把结构主义者的观点发展到顶峰的哲学家是萨特。萨特是这样一个人，他强调，我们为我们自己的生活负责，我们创造了我们自己的生活。因此，他强调想象的能力。一些哲学家曾经说过，想象大部分要以记忆痕迹为先决条件；而萨特认为，人有能力从几乎一无所有中创造世界。

哲学家休姆写到：想象的观念是与一些联想力量联结在一起的，那些联想性力量通过时空的、相似性的以及因果性的排列性质发挥作用。当我们体验到一个持续的关联，即两种相似的事件以恒定的排列连续再现的时候，会唤起我们的期望，期望一个作为"因"的事件会跟随着一件作为"果"的事件。休姆认为，我们不能从一个持续性的关联得出因果性的联系。其实，因果关系的观念是人类"进行因果关系推论的天然倾向"投射于外部世界的结果。换句话说，我们在一些时段内观察到一种持续的关联之后，我们的思想会倾向于将关注由一个事件转向那些总是伴随着这一事件的事物，因而唤起了具有必然联系的观念。比昂认为，我们对于非生命世界的因果性推断是道德范畴的投射的结果。我们猜想，比昂的意思是说：那种因果性推断是一种源自偏执性思想的道德性的东西。所谓的偏执性思想，就是那种建立了一条"过失"底线的思想。在人性领域里，我们称之为"过失"、"责备"；在非生命世界里，我们称之为原因。因而，比昂认为，人类已经被投射为非生命的东西。比昂关于人类因果关系概念的起源的观点以及连续性关联的概念，都源自休姆。

在19世纪，随着对于分离状态、催眠状态的研究，人们对于潜意识方面的研究兴趣开始增加，也包括心理和中枢神经系统的等级型结构的实验与认识的研究。比如，Hughlings Jackson 就观察到，中枢神经系统内高级中枢的功能遭到破坏的话，会导致低级中枢抑制的解除。此外，费克纳的"恒定理论"产生了"刺激扰乱心理或神经平衡"的概念；随之而来的，就是需要经过调节恢复到稳定状态。以费克纳的恒定理论为基础，弗洛伊德创立了自己的驱力理论。现今，恒定理论已经被称做"内环境恒定或原状稳定"（homeostatic theory）理论，这是由 Cannon 命名的。这些观念从联想主义的方向上对当代关于思想的理论产生影响。我们认为，基于联想主义观点的那些思想，实际上没有完全考虑到思想的各个方面。通过联想产生的联系取代了思想，可以被列为比昂网格图中的横轴2。我们也可以看到，弗洛伊德关于在自由联想中两个因素之间的因果关系的概念，是基于联想主义的思想的。

弗洛伊德关于思想的理论包含许多这样的观念。他认为，那些源自外部事件的表象以及内部唤起的状态，可以是意象、观念、感觉、紧张状态或其他感觉。他发展了一种二级制思想概念：与潜意识相关的"原始思考程序"以及与前意识相关的"继发思考程序"。原始思考程序针对那种联想主义类型的心理活动，而继发思考程序接近比昂的思想模式，变化进而不断涌现。对此，比昂在他的《转化》中进行了探讨。

原始思考程序遵循"趋乐避苦原则"，也就是说，它基于这样的需要——"处于由刺激引起不平衡的紧张状态的生物，具有返回到原来的平衡状态"的需要。它的理论基础是"原状稳定理论"。因而，原始思考程序是基于一种反射模式，导致不快乐的紧张的增加会伴随着紧张的卸载，紧张的减轻被体验为快乐。在这种功能水平上，思想和行动与幻觉性满足是一样的，也就是说，用魔法招来的缓解紧张的意象尽管只是暂时的，也可以实际上缓解紧张。

一个愿望被定义为一种"流"，从不快乐开始，流向快乐。首要的愿望就是先前的满足性记忆或记忆性意象的幻觉性投注。在继发思考程序中，记忆性投注不被允许继续呈现为感觉性元素，即不允许进行幻觉性投注。取而代之的，是通过思想使紧张的卸载延迟，直到生物能够以一种得到满足的资源的方式作用于环境。当源自思想的观念与词语建立了联系的时候，思想才有可能成为前意识的或意识的。

弗洛伊德坚持认为，梦是隐藏的欲望，使用源自记忆和正在接受的躯体刺激的意象进行描绘。使用凝缩和置换等机制进行"梦的工作"，以便使梦变得可以接受。

弗洛伊德把思想看做缓解紧张的方法，而比昂把思想看做处理紧张的方法。弗洛伊德关于梦是愿望的幻觉性满足的观点，与他的动机受有机体减轻紧张需要控制的观点相一致。比昂不同意这种观点，他把梦看做一个过程，通过这个过程，挫折和紧张被思想赋予意义并得到转化。

法国心理学家 Alfred Binet 是弗洛伊德的同代人，他比弗洛伊德早去世 28 年。他起初相信思想的联想模式，但是，通过他对国际象棋手、非凡的数学家、从事写作的作家、儿童以及他自己的观察，他改变了自己的观点。他认为，对于思想来说，情感是必不可少的构成部分。他还认为，思想是动力性的，与行动的预备状态有关。理解某些事情包含有"理解的内心行为"的含义。

> 他是这样说的："没有任何意象……可以呈现出来……然而，人可以在没有任何意象的帮助下获得理解。这种理解……是某种状态得以实现的结果，那是一种特别的无法定义的状态，它给人以轻松、困难可以被克服的印象，感觉是一种智慧的力量……从而，理解一个词汇就像是在心里感觉这个反应的发生……我们正在形成一个似是而非的观点：人可以在没有智力性认知的前提下得到理解；人可以在根本没有理解任何事情的时候，有理解的感觉；人可以有'没有理解'的理解。"

这段话非常清楚地显示了关于精神生活的有分歧的两种观点。比较老的观点是"理性的、合理的、可以解释的、符合逻辑的"，等等。

比昂是这样看的：

> "关于行为或行动的理论应该是这样的：精神生活决不是理性的生活，而是混沌含糊的，只是偶尔露出一丝光亮，显露在我们面前的也是些陌生的事情，并且最重要的是，它们是不连续的。只是因为事后，我们用一种语言、以一种人为的秩序和分类对其进行了描述，才显得具有连续性和合理性。"

这是另一种关于思想的观点，在这里，精神在黑暗中探索，偶尔显露一点真实之光。它是一个基于行动的理论，与比昂网格图的横轴相似，横轴的终点就是探索、寻求和行动。

一种比较老的思想方法是，看到的才是知道的，或者说"眼见为实"，"见到"多少知道多少。这些根据相似性、时空排列次序得到的意象关联是联想论者的观点。联想论者认为，事物是通过感知而不是形式的相似联系在一起。思想的行动的观点，自然与"知识的获得是通过行动"的观点相联系。

最初接受联想论观点的比奈，将思想看做行为或过程的类似物，而不是结构或状态。根据这种观点，精神就是行为或活动，而联想论者把精神看做一种袋子，袋子能把周围大量不同的、让人心烦的客体全都装进去。

在坚持本能理论的前提下，克莱因发展了一种客体关系的幻想性内部世界的观点，在那里，自我和客体可以被分裂为不同的部分。她描述了一种叫做投射性认同的机制，通过这种机制，有可能在幻想世界中把自体的一部分分裂出去，通过投射将这部分放置于别人的内心。这些将被投射进客体的元素被分裂出来之后，成了一种会侵害自我的伤害性威胁，因而，自我试图将其排除。这会引发与伤害自体有关的伤害性焦虑，这就是克莱因所描述的"偏执分裂状态"的特征。在这种状态中，自我与客体都是被分裂为片段的。这种状态也会向克莱因所命名的"抑郁状态"摇摆穿梭；在这种状态中，自体与客体的联系已经出现，对于一个完整的、矛盾的爱的客体已经有一定认识。这种状态中的主要焦虑，来自于当面对自身的破坏性冲动时，关怀客体的安全。因而，一个人在整个态度或倾向上都发生了变化，有了从偏执分裂状态向抑郁状态移动穿梭的处理能力，这是保持精神稳定的基础。克莱因把这种穿梭移动不仅仅看做一种发展阶段，也视之为一种状态，一种终生都需要经常去处理的状态。在抑郁状态中，一个人能够承受痛苦、悔恨、负罪感和羞耻感，而不是逃避它们。因而，这一观点与弗洛伊德的观点相反，后者认为，根据原状稳定理论，通过紧张的缓解而减轻痛苦。克莱因的"承受痛苦会促进成长"的观点，是与弗洛伊德的观点相左的。

　　比昂借鉴了这两种状态穿梭的观点，他称之为"PSD 穿梭运动"，比昂将这种穿梭运动视为精神生活中最关键的部分，但理由与克莱因的不同。他认为，这种穿梭运动代表着思想的基本机制。PSD 穿梭运动所描述的，是从无形的混沌状态向连贯一致状态的移动，后者是通过"挑选出的事实"（selected fact）的效用而"突然地"发展出来的。因而，比昂所强调的重点是一种连接能力，一种能把引发"PSD 穿梭运动"的"挑选出的事实"与"连贯一致"以及"真实的自发裸露"（spontaneous bleakness）联系在一起的能力。

　　克莱因所描述的是，婴儿由于无法忍受自身内部的死亡本能冲动，从而其生命本能迫使死亡本能转向外部的过程。比昂通过这个过程所看到的是，由于无法忍受挫折，导致将那些感觉无法忍受的精神内容大批排泄出来。这种伤害感被体验为体验本身（thing-in-itself），而不是被体验为思想，从而伴随着肌肉的运动，在精神层面被排泄。

　　比昂以♀♂概念丰富了克莱因的投射性认同概念。根据比昂的观点，依情感是 K（L 或 H）联结还是 -K（-L 或 -H）联结，♀与♂互动的结果不同，前者导致的是促进彼此的成长，后者导致彼此的破坏和意义的损耗。比如，如果由投射认同所引发的焦虑能够被忍受并可以对之思考的话，K 联结才存在，因而♀与♂的联系属于共生（symbiotic）或共栖性（commensal）的。但如果焦虑感不能被忍受，就会出现 -K 联结，人格会受制于伤害感，因为这种联结不允许意义的发展。

　　皮亚杰最初的研究兴趣是认知结构的发展。他描述了两种适应性过程：一种是同化作用；一种是顺应作用。他将这两种作用视为思想发展的主要因素。他把认知看做一种行为，一种最初作用于外部环境并逐渐深入内心的行为。他把最复杂的智力活动看做一种对较简单、较初级的智力活动的抽象形式。他意识到了情感与认知之间的密切关系。皮亚杰曾经这样说：

> "情感生活也像智力生活一样，是一个连续的适应过程，并且两者不但平行，也相互依存；因为情感赋予行为以重要性和价值，而智力为此提供结构。
>
> ……人的模式与所有其他的一样，都充满了智慧和情感色彩。不想去理解的东西，我们不会去爱；而不经过精确的判断，我们甚至都不会去恨。
>
> ……如果没有体验到一定的感觉，即使经过精确的计算，我们也无法进行推理；反之，如果没有一个最低限度的理解力或辨别力，也没有什么情感能够存在。"

皮亚杰的研究揭示了这样一个事实：思想中存在着情感成分，情感中也含有认知元素。比昂所描述的精神分析也与皮亚杰的理论一致。

比昂关于思想的观点

弗洛伊德关于思想的观点是在冲动与行为之间的范畴内提出的，以便为冲动的满足找到比较适宜的出口。而从弗洛伊德的观点走向比昂的精确表达，则意味着迈出非常大的一步。比昂指出，现在，思想需要思考人本身、思考人自己的思考过程。思想"器官"必须使自己适应这一目的，但按照比昂的看法，这种适应还只是处于初级阶段。他认为，人的人格更适应于思考纯科学的非生命事物，而不是对自己个性的思考。他的观点意味着，思想首先被人类用于帮助控制环境，将环境转化以满足人的需要和目标。只是现在，思想才开始转而指向内心的情感体验。

那么，我们是怎样开始逐渐意识到我们自己的思考过程的呢？

比昂认为，用于思考的精神器官很可能是从与呼吸、排泄和营养相关的那些系统中发育出来的，精神的这部分将能够意识到发生在这些系统内的活动过程，这些活动过程包括：摄入、将摄入的分解为基本要素、辨别、认识，然后把不需要的放弃。我们已经发展出来的用于思考思想过程的语言，就常常基于这些躯体功能。当然，当我们把这些源自躯体功能的语言用于精神的时候，只是一种象征性的隐喻。这些过程听起来更像是洛克所说的精神的基本运转作用。

现在，就又出现了一个关于数据资料的问题，上述的那些过程需要根据这些数据资料开始工作。在内外源性的感觉输入之外，需要被思考的观念或思想早已经存在了吗？或者说，思想过程产生思想吗？尽管比昂发现，必须假设至少存在着思想器官产生的原始思想的产物，但他还是认为，应该把思想和用于思考思想的器官分开。他说："有根据做出这样的假设——在思想发展中活动着的原始思想应该区别于用于思想的应用的思想。"

这一概念意味着，已经有一个思想存在着，正等待着一个思想者的出现；因而，一个人必须发展出用于思想的器官，以便通过对于思想的思考使思想能够显现。运用这一观点，才可能将主要焦点集中于所谓的思想器官以及思想器官的发展；它为我们展示了这样一幅图画：无数思想潜藏在那里，等待着我们从体验中去学习和发现。

把这个模式用于婴儿会是这样的：当婴儿需要母亲的乳房缓解伤痛，但因为此时乳房不在，需要等一会儿的时候，婴儿会把这种痛苦体验为母亲是存在的，但故意剥夺了他需要的乳房；换句话说，没有乳房存在的体验成了一个残酷的"无乳房"的实质性存在。这种婴儿内心感觉为残酷和剥夺性的"无乳房"的存在是一种信条，这个信条代替了原来那个"乳房是存在的"思想的位置。这个缺失既激发起一个思想的创造，也导致一个坏的"面目全非"的事物的出现，它随后可能被排泄出去；这一过程被个人的内心记录为一个信条。思想就像一个事物的否定。如果一个人想到一棵树，那么思想就出现了。因为树在内心是不存在的；它的存在是被思想用"魔法"招来的，但是这种存在就像是对于实在物的否定。一个患者不会把分析师的缺席体验为痛苦，但是，当她暂停了一次分析又返回之后，她会把分析师感觉为一个怪物。

因为婴儿的痛苦挫折的体验伴随着一个剥夺性"无乳房"的思想，所以，后者被感觉为与痛苦体验是无区别的。也就是说，思想与事物本身即"无乳房"是同一件事。乍一看，这种观点听起来是很理论化的，与临床经验有很大距离，其实不然。下面，我们就简单举例解释一下。一位分析师缺席了五周的时间。患者说，他可以利用这段时间放松一下，可以有更多的时间和家里人在一起，并且在早晨可以做一些额外的工作。分析中断后不久，患者与自己的工作伙伴突然爆发了可怕的冲突。他很费心地在电脑里写了一段虚构的诗歌体短文，觉得这对自己非常珍贵，但他的工作伙伴把它删除了，说它没有价值。他深受伤害，他说他无法忍受，他一定要离开。这就是痛苦所在，是分析师缺席之痛、无乳房之痛，但是，被体验为工作伙伴的感觉迟钝。人们一定会问：为什么不去直接体验？其实，如果缺席之痛即无乳房之痛，如果不被思想加工，则会被投射进入一个客体，成为一种伤害性的东西。在这个例子中，痛苦被投射到与工作伙伴的关系之中。如果体验直接指向分析师，那么，它将是一个思想的结果。分析师会把解析集中于患者由于分析师缺席而痛苦这一主题。这种无乳房的痛苦体验是一种贝塔元素，因而，处理这种体验的方式就是排泄。

当乳房再度出现并喂养婴儿的时候，婴儿把这体验为一个坏乳房的被驱逐。在他口腔中的好乳房是一个具体的物体，就像他把坏乳房视为一个具体的要被驱逐出去的物体一样。但是，一个"坏乳房"与一个"此刻不存在的好乳房"是不一样的，后者并不与感觉性事物相联系，它是一种贝塔元素。怎样才能把具体的体验与精神层面的思想区别开呢？我们还是用一个临床案例来说明。一个女患者并没有提供她在周末或分析中断的时候受影响的证据，但是，伴随着分析的中断，她持续出现痛苦状态，并对精神分析表现出轻蔑和不屑。分析恢复了几次之后，她变得平静满足了，"喂养"明显缓解了缺席造成的不良体验。但是很明显，她尽管在那种安静的状态中感觉好点儿了，但内心还含有不良元素。也就是说，她不论说什么，最终还是会顺从分析师。还有一点也很明显，当她痛苦和表达轻蔑的时候，她的表达是真实和准确的，尤其是对分析师的很切题的批评。儿童也是把缺席定义为坏的、把喂养定义为好的，这样可以通过思想代替客体的拥有。显然，这种依据原始法则的解决方案，即把"好的"和"坏的"与感觉性存在连在一起，经过了一个向精神表达的转化过程。

要想解决"把具体体验与代表它（但不被感觉为具体体验本身）的思想区别开来"的问题，估计需要一个抽象过程；也就是说，从体验中识别和提取出一些基本元素。这一过程与发生在阿尔法功能中的那些过程相似，即作为贝塔元素母体的体验的基本元素，被从其余的那些元素中区别和提取出来。

人们可以设想那种初级思想形式，那种只能在实际事物存在的时候才能出现的思想，它很像一个儿童通过数实物的数目来完成简单的算术计算的过程，比如，三个橘子加上两个橘子等于五个。怎样才能使儿童完成"从只能通过操作实物来数数向以数字对事物进行思考的转化"呢？

一个幼儿通过用嘴表达或用手去感觉探索事物。那种不凭借感觉输入而进行的内心探索所产生的认识，是不是产生自一个直觉的火花呢？弗洛伊德曾试图探索这个问题，他推测，当词汇与概念联系在一起的时候，这个概念就可以在意识层面被思考。但这个解释似乎不令人满意。Vygotsky 认为，把思想和语言分开是一种二元性错误，二者是通过"词义"连在一起的。他认为，词义是思想的行为，通过它给现实一个一般性的反应，但与此同时，它又该被归于语言范畴。

婴儿需要乳房，而患者需要分析师的存在。那么，在什么情况下婴儿的心理意象层面拥有了母亲？患者什么时候在心里拥有了分析师呢？什么情况下，婴儿对于乳房的欲求由需要的满足转向贪得无厌？什么情况下，患者对于分析师的存在需求由需要转向消极顺从？什么情况下，患者才能开始产生他自己的思想呢？

思想的基础在于缺乏。思想本身具有一种结构性功能，它把体验的基本元素创造性地转化为有意义的模式。贝塔元素就是所缺乏的基本元素。总而言之，使这种缺乏能够在情感层面得到记录的唯一方式，就是通过痛苦的伤害性过程的思维加工；进行这种过程的基本加工单位，就是贝塔元素。尽管思想具有一种结构性功能，但发挥作用的根本还是阿尔法功能，阿尔法功能将伤害性的思维加工转化为有意义的方式。

第九章

心 理 现 实

任何理解量子论的人都会被它震惊。

——Niels Bohr

　　网格图发生轴（即纵轴）所涉及的，是从感觉性或情感性体验中提取出某种形式的过程。这一章，我们将把心理现实与感觉性现实进行对照，并对抽象过程以及我们用来描述情感体验的模式进行介绍。

　　科学是基于观察和实验的。它试图建立假说，那是一种对于所观察到的两个人或两件事之间的持久关系的描述，后者就是特别地由科学处理的范畴。后来发现，"科学"所创立的假设都是具有普遍意义的法则。比如，哥白尼认为行星围绕着太阳运动，开普勒发现行星的运动是椭圆的，牛顿观察到地球上所有物体都是以同样的加速度坠落。上面的例子涉及两个假设，每个假设所描述的都是两个规律同时发生的事实，就是说假设描述了一种持久的关联。后来，牛顿发现上述的两个假设其实涉及的是一个法则，即重力法则。这一对于那些事实的概括，是通过对所观察到的两种事物之间的基本关系的抽象而发生的，在本例中，作用力发生在两种物体之间。这个法则是对源于观察到的、以经验为依据的事实的假设进行抽象的结果。

一个法则是对一种现象的解释，而不是现象发生的原因。爱因斯坦发现重力不是最终极的力，它与宇宙空间的曲率有关。换句话说，重力受到更广义的法则的支配。

抽象使我们可以在普遍意义上处理事情，而不必处理许多特殊具体的事例，这极大地促进了思想目标的实现。这样，我们就可以观察一个特殊的抽象除了适合最初进行抽象的那些事例之外，是否也普遍适合其他的例子。

大部分情况下，科学所处理的是对于非生命数据的观察，即使所观察的对象是有生命的，所研究的数据也是生物的非生命部分。比如，测量水箱的牵引率以便找到一个沉降平台；儿童对妈妈表情的模仿频率经过多长时间开始减少。

而情感生活即内心生活就是精神分析处理的范畴了。我们那些需要处理的心理现实或内在品质，可以在精神分析情景中通过两个人之间的互感，直觉地感觉到。这一过程无法被那些用于非生命事物的语言表达，而这部分就是我们作为人所拥有的全部。重要的是，我们用于描述心理现实的语言全都是相似的。我们不知道，我们对于心理现实的理解怎样或是否通过感觉性渠道产生；如果这样的话，我们通过什么方法去理解它呢？爱、恨、嫉妒和焦虑无法用那些用于感觉性输入的术语来描述。尽管可以对心率和血压进行观察，但对于诸如焦虑这种状态来说，这并不能告诉我们那些包含于其中的情感内容。比昂认为，"科学在情感领域，只是对于了解那些与具体事物的感觉印象相似的情感体验的感觉性印记，是有帮助的。"

我们所使用的词汇和范式，大部分源自非生命事物，因而，也对所处理的心理现实产生误导性观念。比如，在本书中，我们使用诸如饱和、容器、联结、结晶、内部客体等词汇，它们都源自非生命事物。这往往容易在我们内心创造出一幅心理世界的物质图画，那将是非常具有误导性的。那些精神分析所处理的不是靠通常的感觉所能理解的。词汇源自感觉性情景，因而不适于精神分析工作，但又不得不使用。正是由于这种不使用，精神分析术语很快就失去活力，并变得越来越机械呆板。诗歌语言和艺术语言可以表达那些"把情感体验转化为沟通性媒介"所需要的观点。

对于诸如爱、恨等词汇的含义，可能有一些每个人都知道的常识性观点，但是，那些彼此不同的观点和含义就只能通过精神分析来理解。比昂强调，精神分析完全是一个探索性的工具，但就目前的知识而言，还没有别的什么可以取代它。当显微镜被发明时，它显露了许多先前不被理解的事实；而当电子显微镜被发明时，它使科学家能看到更多从前不为人知的事情。那么，我们可以说精神分析就像显微镜，将来可能会有人发现精神分析的"电子显微镜"。当在精神分析情境中情感真实地呈现出来时，就存在着了解"什么构成了情感"的可能性，就可能去区别爱与恨、嫉妒与羡慕。尽管每个人都知道爱与恨的常识性区别，但他们不一定知道如何科学地进行区别。

弗洛伊德认为，为了应付现实，有机体必须发展思想；而不愉快元素的立即卸载并不利于我们对于现实的适应。人类适应这个世界——人类和非生命事物为各自的需要都在适应这个世界。对于人类来讲，他们建设性活动的源泉就是思想；按照比昂的观点，思想的根基就是阿尔法功能。因而，思想将在冲动和行动之间得以发展。如果不能对情感体验有所了解的话，心灵将是饥寒交迫的，将不能得到发展，取而代之的将是衰退，就像在精神病无缓解地持续过程中所见到的那样。对于情感体验的认识过程的阻挠，不仅发生在纯粹的精神病患者身上，也出现在人格中的精神病部分；据推测，在我们每个人的内心，这种人格的精神病部分都或多或少地存在着。

阿尔法功能是人格的非精神病部分的活动，它可以在某些方面促进从情感体验中提取出基本精华的过程，而这个过程对于情感的发展是必不可少的。

通过对我们的思想和情感体验的思考，我们形成自己的模式。以同样的方式，分析师对于所观察到的赋予意义，即分析师对于正发生在分析性关系中的事情进行思考，形成关于它们的模式。这种模式制造过程的发生，是通过意识与潜意识材料的同时相关性，它就像在术语"接触屏障"项下所描述的那样，是一种"双目并用"的景象。这些模式可以源自生活的任何方面，并且提供许多与分析师所感觉到的类似的情景。比如，与"消化"相关的情感体验的抽象就被用于我们自己的思想过程，常常以"与用于消化过程同样的"术语来表达，这样的术语包括："摄取"用于思想的材料；"咀嚼"一个主题；"吞咽"一个描述性"鱼钩"、"渔线"，然后"沉底"；"消化"和"吸收"一个观点或"未经消化"的事实。

模式可以源自任何领域——比如源自幼年、童年或源自化学、物理学，也可以源自身体的其他系统——比如排泄系统、呼吸系统、生殖系统等。一种模式是一种我们正试图描述的关系的具体类似物。因而，它创造了一个生动的意象，能够容易被理解。

一名中年男人 G 先生，反复地用一种自我解释性评论中断自己的谈话，这种评论仅仅是刚才给予别人的一个评论的向自身的转移。在治疗开始的时候，他说工作中的一位同事对于他花了好些天写出来的报告横加批评；接着，他说得更快了："我知道我正在批评你和你的工作。"这听起来有些乏味和虚假。他承认，他认为分析师也是这样想的，所以，他先开个头。

此时，在这位患者眼里，分析师的模式是一种打扰性的第三方，他作为一种存在于两者之间、干扰信息传递的因素在发挥作用。另一个模式可能是，一个儿童希望相信，他正通过控制乳房帮助自己的母亲喂养婴孩。

一名患者来接受精神分析可能是因为他正执着于模式的建立，也可能是因为他形成的情感生活模式不能促进心理的发展。通过幻想，可以表达这些失败的模式；通过梦，也可以显现正在建设中的模式。

G 先生在前面谈到的那次分析之后有了这样一个梦：他已经把家搬到伦敦的一个比较时髦的地区，他回到老房东那里去取一部电话答录机。他以为，那两个女房东会对他取走答录机感到遗憾，但实际上，她们很乐于帮助他把它取走。这部机器很大，看起来很像一台缝纫机或一部影印机。很明显，机器是他对"干扰分析中的接触"的过程进行梦的工作的模式。这种模式不仅反映在分析中两个人之间的互动，也反映在他"把材料缝制为他选择的衣服，而不是分析师喜欢的什么东西"这样的方式中。这个生动的模式也有助于我们对于"缝纫机"和"影印机"做进一步的评价；影印机涉的仅仅是他不断重复的那部分，那些他重复地针对别人的并不加修改地用于自己的评价。这个梦也显示出，先前那个小节的分析已经使他开始与分析师分离，那两个老房东就代表着分析师。

许多模式源自神话，这些神话起源于社会并被社会使用着。俄狄浦斯神话在精神分析思想的发展中发挥着很大的作用，并且，来自这一神话的模式仍然发挥着充满活力的作用。神话中分离出的元素远比整个神话重要。比如，俄狄浦斯神话中的人物不顾警告地追寻真相，当真相被揭示出来的时候，伴随的是他需要弄瞎自己的眼睛。

模式运用一个具体的象征意象来表达一个事物，它常常暗示着前后两件事的因果联结。了解模式具体性质的好处是，它让那些已经远离源头的事物的现实感和鲜活感得到复苏。但是，也会有不利的方面，那就是它可能太具体、太"物质化"，以至使我们无法准确地用它们代表我们正试图去理解的事情。

所以，我们也需要求助于抽象过程，通过这个过程把关系的本质提取出来。这种抽象必须不仅能够准确地代表模式，也能代表在最初的情感体验中所表达的关系。最初，抽象的观点可能比较难以掌握，但是，它是比较准确的，尤其是对于客体间关系的描述明显强于专注于对事物本身细节的描述。然后，我们可以认为，这些抽象的观点被看做可以代表其他情感状态，因而可以推广使用。

从前面提供的关于 G 先生的材料，我们可以抽象出下面的观点总结：在构建互动作用方面受到干扰。前面曾经列举的消化系统的例子是一种生动具体的模式；人几乎总是能想象出思想被咀嚼、粉碎为小碎片，然后被吸收进入一个大的结构中，用于构筑新的结构。由此抽象出来的观点将会得到广泛运用，这个观点就是：一个容器与内容物之间的互感互动，将导致精神的成长发育。抽象出来的这种观点，就是客体之间联结的性质。G 先生的材料所描述的联结，是一种对于真实的浮现的干扰。

另一个患者 A 女士，讲了不久前度假期间所做的两个梦。第一个梦最初呈现的是，她可以在没有约束的情况下从废弃物中寻觅到足够的、可以用于生存的东西。另一个梦是在一部电梯中，电梯突然下落到一层。关于婴儿跌落但被救起的感觉的解析引出了这样一个素材，它涉及跌落的婴儿和持续地担心婴儿会跌落的母亲。梦到这里，她突然坐了起来。对此的解析可能是这样：她需要坐起来，这样她就可以关照某些事情，以便感觉到它们在自己的掌控之中。坐起来之后的反应是，她对到来并坐在旁边的堂兄弟说：她的儿子可以靠自己坐起来，实际上，他可以自己管理自己。她自己以前没想这样尝试过，她也不认为儿子将可以这样做。很明显，这涉及患者的这样一种感觉：她具有比较强大的内在力量，强于那个"焦虑的"分析师所赋予她的力量。此时，分析师回忆起一名孕妇，在孩子降生前，她不想知道未来婴儿的性别，尽管别人想告诉她。分析师的这个活生生的记忆本身就是一种模式，在抽象层面，它引发的不仅是母亲增加忍受等待的能力及等待愈加清楚地意识到婴儿的能力，也涉及对于焦虑预期中快乐感的等待的忍受力；这并不怎么涉及过早知道结果，以便不会大吃一惊。那个"从废弃物中寻觅到足够的、可以用于生存的东西"的梦，是对于现实的生存能力的否认。对它的进一步抽象可以是对于缺乏客体的期盼。患者在这里所呈现的是她比分析师有能力，致使她开始思考忍受"不知道"状态以及随之而来的分离。此时，对于一个模式的感觉都是突然出现在分析师头脑中的，它可以使对于材料的本质的理解成为可能。然后，这种感觉被抽象为与增加的忍受力有关的解析，忍受力的增加涉及内心能力的增加。

所抽象出来的观点可以推广使用，也就是说，它可以被应用于不同的精神分析情景中；但"模式"就不同，由于它的"具体化"，必须严格限定它在其他精神分析情景中的应用。

一个模式可能太接近真实的体验，因为它可以很有效地激起情感上可以体验到的情景。比如，一名男患者迟到5分钟后，一次分析开始了，他说，星期一交通阻塞。把这当做一个模式的话，可以说在他内心也有一个关于周末中断的内部交通，这使他这次分析迟到了。尽管这对于精神分析是有用的，但这种重复对于成长是没有帮助的，因为这种重复太接近患者的实际描述。接下来，他退回来，开始批评他父亲，他相信父亲过分地控制他。尽管分析师多次想打断，患者还是多次引向这一主题，这是对他的精神分析的真实的"交通阻断"。那不是关于他父亲的材料内容，而是把分析滑向妨碍患者与分析师真正接触的那些材料。这种交通阻塞感，源自分析中分析师感觉到的与患者沟通的阻塞感。

对于这种太接近真实体验的模式的解决，一方面，可以像这个案例中那样，分析师通过体验接触中的障碍去进一步进行抽象；另一方面，使之可以看到这种阻塞过程的普遍性，或者去寻找一个新的模式。

在临床情景中，可以把从模式中进行抽象用于解析中；但一个模式本身或另一个源自它的模式，也可以被用于提供在解析中正被描述的一个比较具体的例证。因而，对于 A 女士这个临床案例来说，用模式所直接做出的解析就是这样的：就像孩子能靠自己坐起来一样，A 女士有比自己所认识到的多得多的内在能力，可以照顾自己。此外，运用另外的模式也可以有这样的解析：就像那位母亲在孩子降生之前不需要知道孩子的性别一样，她现在可以等待，而不需要强行找出什么来。基于这个模式的抽象做出的进一步的解析，可能是一种态度的转变，一种从由于分析师思想的内化产生的需要探求的态度，转向准备冒分离和从新体验中学习的风险的态度。进一步抽象的结果，可能是作为一个独立的个体、而不是通过分析师的眼睛，从体验一种情景中学习。

问题是当我们做出一个解析的时候，我们是不是正在调换概念呢？是不是可以在应用中实现呢？我们所做的会不会只不过是比较巧妙地运用了象征符号呢？患者真的会因为接触到某些真实而灵光一现吗？产生了情感体验，就可以改变他吗？或许，他仅仅是学会了几个新词儿，这样他就可以用不同的方式谈论他自己，但在精神分析中，其实并没有真正的情感体验。

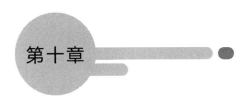

第十章

思想的成长

通过窗户，我看不见星星；某种东西正在逼近，尽管深不可测，但我知道，那是幽静的孤寂正在到来。

——Ted Hughes

挑选出来的事实

一次精神分析所得到的材料包括患者的描述、分析师对于患者的感觉以及分析师自己在过去和现在的体验。分析师形成一个关于模式的观点是从那些体验为重要的元素中提炼出来的，而体验来自分析师与患者之间此时此刻的那些互动材料。这种关于模式的观点形成于对比昂称之为"挑选出来的事实"的认识。这是一个特别的事实，突然出现在分析师头脑中，它使先前注意到的没有联系的元素的意义显得清晰。以前，它可能只是一些混合在一起的破碎的材料，现在，出人意料地成了连贯一致、可以理解的了。法国数学家彭加勒（Poincaré）曾经描述过这种"挑选出来的事实"，他是这样说的：

"如果一个结果有任何价值的话，它必须使从前的那些已知的元素结为一体；最初，那些元素是散乱、彼此没有联系的，但突然从某一时刻开始，在混乱占优势的外表之下，秩序浮现出来。这时，我们只是瞬间一瞥，就能看到在整体中占有一席之地的每一个元素。不仅新的事实都各有其价值，而且，它也使与其关联的旧事实各自拥有的价值得以呈现。我们的思想和我们的感觉一样脆弱；如果那些复杂的事物是不和谐的，我们会使自己迷失在世界的那些复杂的事物之中……唯一值得我们注意的那些事实，就是能使复杂的事物呈现出秩序，并使我们对于那些复杂的事物增加理解的那些事实。"

一名斯文的高级男性侍者，为他就任一个关系复杂的委员会的主席的技巧而感到得意扬扬。他说，总的来说，他对自己的生活是有信心的，当然，他认识到这些改善都是精神分析的结果。分析师根本没有被打动，实际上，他觉得这种赞扬是多余的。一首歌掠过分析师的大脑，他在头脑里搜寻，发现歌词是这样一个"挑选出来的事实"，这种现象清楚地显示出，他以一种上司的心态神气活现地走来走去。与此同时，也需要很大的声音说出像故事中的孩子说的那些话："但是，皇帝什么都没穿！"

那位患者通过"感觉像被抛到地球上"，而达到对这一点的理解。以上的例子，向我们展示了精神分析师头脑中的一个意象怎样使一次分析的意义得以阐明；同时，这也使分析师反过来意识到，这一"挑选出来的事实"对于那些更普遍的情景的阐明也有意义；也可以被运用到其他个案中，当然，这是从"侍奉皇帝的奉承者们跟从皇帝般的患者的观点"这个角度来运用，而并非把它当做一个不受约束可随便使用的解释。这种领悟不仅阐明了一个特别的患者的一个特征，也阐明了从材料中进行抽象的形式，这种形式可以被用于范围广泛的一系列现象。

下面是另外一个关于"挑选出来的事实"的例子：一位一周来做两次精神分析的患者陷入了心理危机，以至分析师想在第二天再为他安排一次精神分析。这位患者感到吃惊，感觉受到了照顾，感觉分析师很关心他。他说，他有一个原本不想透露的想法，而这个想法已经被分析师说出来了，分析师这样说是因为还可以额外得到治疗费用。两天后，他要求把时间改为一个特别的日子，但是，他是以一种鬼鬼祟祟的方式说出来的。此时，对于问题的觉察降临了。于是，分析师对患者说：

> "你两天前的想法是，我额外为你安排分析是为了额外的收入；那么现在，这种想法已经成了一种妄想性的信念。在星期一，这还仅仅是一个想法，那么到了今天，它已经成了一个深信不疑的信念、一种非常强烈的确定性；但我们必须对它进行检验。如果我有大量的空闲时间，那就说明我的业务很糟糕，这样的话，我为你安排额外的分析，就是为了满足我自己的贪婪需要。我认为，我们看到的是，你对于'把想法说出来'的抑制，是因为在你心里有一种最后发育为偏执信念的思想。"

分析师针对这一情景继续进行思考：对于表达想法的抑制是由于一种潜意识的知识，这种知识进一步退化就形成了妄想。进一步的思考，允许分析师对于表达的抑制加以概念化，即对于思想表达的抑制是因为它并不是思想，而是妄想。这一领悟就是一个"挑选出来的事实"，它可以阐明不同的抑制作用，即不仅适用于这个患者的行为，也适用于其他患者的行为。这一领悟就是：表达思想的抑制是因为它是一个妄想。换句话说，抑制是一种隐藏妄想的机制。这个挑选出来的事实不仅阐明了这位患者人格结构的现实，也说明了精神生活的特征；这些特征常常可以在其他患者或社会生活中被广泛地观察到。

克莱因曾经定义过一种基本的心理状态的运动，即从伤害性焦虑的痛苦向抑郁性焦虑的运动。前者发生在来自一个分裂破碎的精神世界的危险可能威胁到自体的情况下；后者发生在为客体感觉到焦虑的时候，此时客体已经被体验为一个完整的客体，但客体还是会受到自体破坏性的威胁。克莱因将这种移动称之为偏执分裂状态与抑郁状态之间的移动。这种穿梭或摆动终生都在进行，而心理健康取决于进入抑郁状态的能力。比昂把这种移动简化为下面这个公式：PS ⟷ D。他意识到了这一移动与思想过程的关系：思想的形成是由这样一种移动形成的，也就是说，从一种意象和概念都还是散乱混沌的无形状态（思想的 PS 状态），向连贯一致愈加明显、新的理解也得以实现的状态（D 状态）的移动。这意味着，每一个理解都需要通过不连贯的、散乱的观点向综合的移动（PS ⟷ D）。

网格图向下的移动是通过认识与前概念的不断匹配发生的，结果就是，概念化的东西成为新的前概念。换句话说，从网格图的一个分类向另一个分类的移动，导致不连贯状态的恢复，随之而来的是一种新的综合的发生。这就是 PS ⟷ D 移动。

挑选出来的事实之所以这样，是因为挑选出来的事实是有关正接受分析的对象的许多不同假设的共同汇合点。因而，若干挑选出来的事实可以被结合在一起，通过进一步的抽象和联合，能够形成一个精神分析的理论体系（一个科学的推论性体系），它可以用来进一步阐明被分析的对象。

就科学来讲，科学的推论性体系是一个科学假设层面的东西，它们是在"逻辑上"相互联系的；在这个层面的体系中，每一个假设在逻辑上都来自于排列在其上的那个假设。它很像一个家谱。在顶部的假设是最抽象的，比如定律就是这样的假设。这些更加抽象的假设作为最基本的前提发挥作用，从这个前提出发，接下来的假设依次被提取出来。一个假设的确认会有助于同一水平的其他假设的验证。

在精神分析中，我们提起过推论性的科学体系。那么，这些体系与科学中所构建的那些体系有怎样的不同呢？在精神分析中，我们通过对分析过程中互动的观察形成关于模式的观点（见第九章）。从这些模式中抽象出来的观点构成了推论性体系中低水平的那些假设。如果进行进一步的抽象，新的精神分析理论得以产生；或者会发现，从观察中抽象出来的结果比较适合已经存在的理论。这些新的理论形成科学的精神分析推论性体系中最高级的那部分。在这样的体系中，元素间的关系在逻辑上不一定是符合因果联系的。精神分析的理论是关于"揭示被分析者表象的根本模式"的理论。在被分析对象中，元素间的关系无法用逻辑建立联系。

大部分情况下，科学处理的是非生命的事物；即使所研究的对象是生物，也需要把非生命的因素分离出来以便观察。精神分析所处理的，是一个与精神的成长相关的进化过程，就是发展思想和思考程序，而在原来的那些思考程序中，因果关系的概念因为会阻塞对于过程的理解而产生误导。尽管伴随着"挑选出来的事实"促成了事实的综合，使对于原因的了解有一个突然的浮现，但这些事实是同时发生的东西，时间不是所包含的因素，因而，也不含有因果联系。对于客体对象的突然发生的认识是一种形式，它把迄今为止相异的各个元素联结在一起。

患者的故事传达了一种因果关系性的概念。而精神分析性理解所涉及的，是在先前许多不连贯统一的事实基础之上，发展出连贯性和统一性；精神分析性的理解还涉及情感从偏执分裂状态向抑郁状态的转移，这种转移是经由对"挑选出来的事实""结晶化"促成的。

连贯性的结晶是一种迹象，它标志着"PS ⟷ D 移动"的存在，也标志着一个精神分析的对象得以澄清。所以，患者所相信的、自己所描述出来的可能与分析性探索相关的因果关系因素，很可能与发现"挑选出来的事实"没什么关系。

在这里，值得注意的是，比昂意识到了人类思想能力的终极限度。在后来的著作中，比昂对此进行了点评："事实上，我们把事件看成在时空上一个接着一个的连续体，或者事件的发生是跟从着一定的范式或定律；但这可能仅仅是我们怪癖的思维方式的结果。"比昂把因果关系的观点视为一种虚妄的谬误，要做更多的事情才能使分析师寻求因果关系的渴望平静下来；因果关系的观点听起来很合理化，因而是一种隐藏着破坏性的感觉。对于把思想运用于情感体验来说，我们目前仍处于发展的胚胎阶段。

精神分析的对象

科学是通过对于持续在一起出现的现象的观察而得到发展的。比如，草棍在水中会出现弯曲；不同质量的物体会以同一加速度下落；气体的体积会随着压强的增加而减少。这些观察都涉及相互依存的特性或变量之间的关系。笛卡尔认识到，可以通过右象限两轴确定的一个点这样一种可见的方式，来表达两种变量之间的关系。因而，每个点就代表了两种变量之间的一种关系，我们把横轴称之为 X，把纵轴称之为 Y，把这些点连接起来，就可以形成一个曲线图。

但是，如果变量可以在一个数字平面图中表达的话，那么，几何图形也同样可以通过代数方程式表达。通过使几何学适合于代数学，就可以摆脱视觉的形象化范畴的约束。比如，它可以揭示几何学的本质——即几何学思想真实的基本对象不是由点和直线线段构成，而是由向两侧无限延伸的直线构成。换句话说，表面上看起来很明显的图形背后玄机无限。

那么，这与精神分析又有什么关系呢？比昂认为：人格并非由自我、原我、超我以及潜意识这些术语所暗指的那些结构构成，而是由一系列功能以及各种变量与其他变量之间的关系构成。我们可以引用 Whitehead 讲的一句话，作为含义相同的例子，"他的脾气就是他的消化功能"。就是说，那个人把自己的饮食与自己胃的关系转化为外在的情景，比如那种就像食物和胃之间彼此碰损的关系。我们可以观察到他的易怒，也可以观察到他把与同事的关系转化为彼此"碰损"的关系的方式。一种功能的性质取决于构成这一功能的因素或属性，一些精神分析理论对这些构成功能的属性进行了描述。比如，肛欲期性欲和肛欲期施虐，就是在一种特殊人格中促成语言功能的因素。那表明，这种语言显示出一种"紧闭嘴巴、几乎一句话都不讲"的特性与大量死亡材料的突然倾卸地混合。这种不同因素的混合导致了人与人之间的个性差异；以至像阿尔法功能这样的功能的质量，在不同人之间有很大差异。

他的脾气就是他的一种消化功能；移动的距离是一种时间的功能；Y 就是一种 X 的功能。这些句子都描述了两种变量的关系。而比昂并不想太受数学定义的约束，他只是希望用那些术语，比如变量和功能，保留一些具有数学含义的东西。他从一种变量之间的关系的角度看待思想。他把前概念与适切认识的匹配看做"未饱和"变量的"饱和"，就是赋予它价值和意义，因而使它成为一个"常数"。但是，这个常数仍然是短时间内的一个常数，只是一个在又变成"不饱和"状态并形成新的前概念之前才有效的常数。如果后面这个过程不出现的话，那么，那些概念或前概念将仍然处于饱和状态，它的值仍然是固定的，概念也不再需要进一步发展，这个概念也因而成了行将就木的东西了。此时，阐述性的解析就成了教条。我们以下面的一段话为例，来说明一个变量是怎样被转化为一种恒定常数的，即一个被崇拜的人是怎样变成了上帝的。比昂说："无论是科学家还是牧师，都受到人性的限制，他们都紧紧地依附于关于上帝的观念，这样一来，变量被常数取代，甚至出于崇敬，而使常数变成了恒量。

比昂使用了"精神分析的对象"这一术语，来简要说明精神分析是什么。他指出，精神分析的目标就是澄清。精神分析的对象的渐进性呈现，是随着分析中的关系的进程而发展的。如果分析中的两个人都对分析保持开放，将促进思想的成长。思想的成长机制是，由一部分不变的以及一部分未饱和的元素构成的前概念寻求被"饱和"。比昂把这种状态称之为Ψ，它代表着未饱和的那部分。饱和过程的性质还不清楚，但Ψ所代表的是一系列复杂的概念。关于精神分析的对象，比昂是这么说的：

> "从最广义的角度讲，对于精神分析对象的表达和阐明，将需要经历精神分析的过去、现在和将来的全过程。如果没有体验，将无法理解那些对于精神分析对象的最简约的表达。精神分析对象代表着一个带有未知成分的常数，这个未知成分是一个变量、一种潜意识，并仍将是潜意识的。这个处于潜意识的未知变量会引发我们沉思，同时，也搅扰着我们的心。"

比如，一个人可能会观察到一位女性似乎是活泼、爱笑的。这只是一种外在表现，只有通过精神分析，才能对这种表象的内在本质进行探索，此时，这位女士的内在部分就是精神分析的对象。通过这样的探索可能会揭示，以上所描述的那些外在表现实际上是内心的哀伤状态的外在表现，而这种哀伤是在精神分析中一次突然明确了的认识中发现的。一次精神的"饱和状态"导致了这一认识的发生。但是，这并不是全部。随着精神分析对象再度变成"不饱和的"，又一轮探索开始了，进一步的探索揭示出，哀伤是与"不能去爱"有关的。精神分析对象，就是以这种方式得到了进一步的澄清，即伴随着"结晶性的饱和"，一个新的"未饱和状态"再度建立。

思想的成长是通过渐进的抽象过程和概括过程进行的。笛卡尔认为，一种数学形式，比如几何学，可以用另一种形式，比如代数学，进行比较抽象的表达。通过这一步骤，数学可以极大地飞跃，使人们熟练地处理观念的能力越来越高。比昂认为，在思想的发展进程中，渐进的抽象过程将会在我们对于人性的理解方面产生类似的突破。

持久的关联

"持久的关联"这个词组用于若干事实或事件有规律地一起发生的情况。一旦观察到这种"持久的关联"现象，就可以用"持久的关联"为它命名，然后，把它设立为一个心理学事实。命名就把这些元素捆在了一起；如果不命名，一个人很可能就会失去那些事实的踪迹，那些元素将变得散乱。被命名后的这个名称将意味着，只是这些事实持久地在一起，但它不是什么"因和果"。通过对于一种持久的关联的注意，一个概念在人的内心树立。一旦一个持久的关联被命名，人们就开始使之与意义联结在一起。被命名的持久关联，是可能在一起、并随着挑选出来的事实的浮现被赋予意义的诸多事实中的一部分。

一位分析师注意到，每当他犯错误的时候，患者就会变得非常高兴。这两者之间就存在着一个持久关联；当把这种关联命名为"极为高兴的错误"后，它们就成了一个单一的现象，其中的意义将逐渐呈现出来。

网格图的纵轴，是随着前概念与认识的匹配而向下移动的。由其产生的概念性的东西是一种成长中的概念的再形成。它也是一个命名的过程，因而，通过这一过程得到命名；这是一个从散乱中解救出来的体验，通过这样的过程，它的意义也开始积累。随着这个过程的不断重复，意义的丰富性不断增加。

比昂举了一个婴儿怎样发展出"爸爸"这一概念的例子，以此说明通过元素的持久关联来发展概念的模式。开始的时候，婴儿把一组体验和爸爸这个词联系在一起就看到了一个独特的人物，这个人物有一种独特的声音和气味，婴儿对这个人物有想念和被他爱的感觉，见到他与妈妈在一起，听到这个人存在的时候妈妈不断地说"爸爸"，就这样，爸爸的概念形成了。

这是一种情感体验，并且它出自这样的背景：婴儿对那些代表爸爸的元素进行抽象。无论什么时候，都可以见到那些同样的元素同时出现的话（即它们持久地联系在一起），爸爸这个名字就可以使用了。在这种想象的情景中，婴儿已经构筑了一个假设。他已经观察到，某些元素持续地联系在一起，他把这一假设命名为"爸爸"。

当这个婴儿遇见另一个也叫爸爸、但明显不是原来叫爸爸的那个男人时，他也可以放弃这个假设，或者把这个现象运用到另外一个新的体验中，这个新的体验就是，某些元素与原来的体验有共同点，但是，在其他方面与它不同。通过这种方式，某一层面的关于爸爸的假设，就可以从所有标明为爸爸的各种扩展了的体验中被构筑出来。这个层面的被叫做爸爸的假设是一个科学的推论系统。它为爸爸这个概念提供了比它自己的任何假设都更丰富的意义。它使得爸爸这个概念得以普遍化。

爸爸这个词可以用于以下四个不同主题的任意一个。首先，它涉及的是据推测可能存在于现实中的一种事物，即"自在之物"，它在本质上是不可知的。

其次，爸爸这个词也可以被用于对"挑选出来的事实"命名，挑选出来的事实促成了对于那些相互关联的事实的认识。婴儿突然意识到，所有这些观察到的：看到的、闻到的、听到的以及对这个对象的爱，与"爸爸"这个词和"爸爸"这个词的声音全都结合在一起，构成关于"爸爸"的假设。

第三种情况，爸爸这个词被用于这样的事实：这些事实被"挑选出来的事实"结合成连贯完整的东西，那是一组内心中抽象出来的感觉和观念，就像在前一章列举出来的那段中说的那样，可以把它们看做是相互关联的。

最后，爸爸这个词被用于假设或假设层面，这些假设描述的是那些持续地连接在一起的事实。

通过对其命名而对具有持续关联的观念、意象和感觉确定一个范围，这种关联的含义开始建立。这个过程与命名阿尔法功能相似，就是把那个将体验用于思想的必不可少的过程命名为阿尔法功能。通过为它"贴标签"，就可以通过精神分析体验累积关于它的意义。当很小的孩子给那些持续关联的元素贴上"爸爸"这个标签的时候，爸爸这个概念开始被赋予意义，当然，情感含义也可以继续不断地增加。

持续的关联本身是从许多可能的元素中抽象出来的。对一种持续的关联进行命名本身就是一种进一步的抽象。词汇就是对于持续出现在一起的元素的描述的命名。如果一位男性经常在看到女朋友很高兴地和一群男人在一起时感到愤怒，那么这有助于帮助他把这种现象命名为："她和别的男人在一起，我感到愤怒。"给体验命名，就把它们集结在一起了。然后，它对于一个人的独特含义的衍生物就开始逐渐产生、增加。

现在，我们转回到"一致性连贯"这个抽象性命名，它源自"PS ⟷ D 移动"。这是一种可以成长的思想。为了实现这种抽象性命名，必须能像前概念那样发挥作用，也就是向那些满足它要求的认识开放。然后，它变成了一种概念化的东西。这是一种把它们捆在一起以免分散的效应。通过这种方式，一种新的思想得到强化。然后，它成为一种未饱和的状态，可以进一步发展。

每一种情感体验都可以与一种抽象观点或理论（科学推测体系）配对；即使我们还没有看到实情，也可以这样做。用一种源自以前的情感体验的科学推测体系，去代表一种新的情感体验是可能的。就像科学假设一样，在某种程度上，用代数公式或数学代表这些情感体验也是可能的，这是一种进一步的抽象。

抽象的程度越高，所具有的普遍性就越大，所适合的精神分析的情景就越多。那么，我们也可以发现，一种独特的抽象观点适合一个现存的精神分析理论。比如，在前一章 A 女士的个案中，A 女士具有较强的忍受未知和分离的能力，这涉及内在力量的增强；从抽象的角度，可以把这看做与克莱因的"内部力量的强度与好客体的内射相关"的理论是一样的。因而，抽象可以防止所谓"新理论"的过度增生，那些所谓的新理论经过足够的抽象"萃取"之后，可能因为它其实是某个旧理论——试验证明是效果良好的理论的翻版，而被丢弃。

这样的过程如果过于抽象，可能会找不到与之匹配的认识。换句话说，抽象过程必须比较具体，通过网格图向上移动返回到 C 行，可以达到这一目的。在实践中，可以用一种模式描述这种抽象过程（见第九章），这种模式也包括神话（见第五章）。尽管采用一种模式会使问题比较清晰和生动，但与此同时，也容易使它不太精确。一种替代方式就是进行比较抽象的陈述或表达，这种方式比较精确，但不太容易理解。

就像上面所提到的，推断性的精神分析客体（精神分析客体本身是不可知的）是由一个常量和一个变量——即"未饱和"的元素（Ψ）构成，后者的饱和将决定常量的值。

总而言之，在精神分析过程中，分析师逐渐意识到，那些先前没有识别出来的患者材料的元素之间存在的关联性。这种"意识到"，发生在对同一材料已经关注了一段时间的前提下，它可能是一种令人吃惊的体验，就像一个人突然看到一幅颠倒的画面时的体验。对患者来说，当这种"意识到"发生并被命名的时候，它意味着开始成长；并且伴随着成长，赋予精神分析客体的独特表现以价值。分析师的K联结或"试图去了解"的功能，从分析性客体的表现中进行抽象；这种抽象有点像发挥着前概念作用的某种东西，它不同于先天的前概念，在先天的前概念中，已经显示出一点意义的影子。因而，对于那些用于对"后天的"前概念进行"饱和"的"值"必须进行比较严格的限制。对于"先天的"前概念，就不需要如此限制。

源自渴望满足的缺乏的思想

我们已经描述了思想或思想的发展。比昂发现，思想先于思想者存在（或者说，没有思想者存在的时候，思想已经存在了）的假设是很有用的，也就是说，思想等待着一个思想者去思考它们。这不仅使人们可以把思想和思想过程分开来看，也给人们以这样的启迪："感知世界的范畴是多么的狭小！"但是，正像我们在前面第八章中提到的那样，比昂也给予思想在一个人的人格中的发展以应有的位置。对此，他给出了这样的一种模式："婴儿等待着一个乳房，但乳房并没有到来。"此时，婴儿遭受了挫折，因为他对乳房的需要没有得到满足。恰恰是乳房的缺席被体验为一种不愉快的事物的存在；就是说，"无乳房"是一种存在、一种被感觉为剥夺了婴幼儿需要的存在；因而，"无乳房"被感觉为是残酷的坏的乳房的存在。尽管我们称其为一种存在，但它当然不是一种感觉性存在。这种渴望感觉性满足的缺乏本身就是一种思想，即"没有或缺乏某种事物"就是一种思想。

就像比昂说的那样："如果某种事物没有或缺乏，那么，这个没有或缺乏就是一种思想；并且，通过"没有"或"缺乏"这个事实，人们会认识到，那一定是一种思想。"这种情况就是一种期望的失败，这种失败会导致一种思想，因而存在着思想发展的潜在可能。比如，思想过程会导致这样的认识：好的、令人满意的乳房实际上是缺乏的；而在还没有对其进行思考的时候，它毕竟还没有变成冷淡的、不付出的、坏心肠的东西。

还有另外一种选择，不愉快的"无乳房"没有在心里被忍受足够长的时间，长到可以成为一种思想；取而代之的，是把"无乳房"当做一种需要被除去的东西，当做一种需要排泄出去的"异物"。如果"无乳房"不被思想，即如果一个人不主动思考这种感觉性体验，他会感觉自己是和一个坏人物在一起，这个坏人物随后将发挥作用。在临床上，我们会发现，那些遭受过严重童年期创伤的人，经常以一种恶意的、精神错乱的方式行事。行动是思想的替代方式。同样，那些持续的偏执性感觉或自我惩罚感，也属于不思想、对于"无乳房"不能思想加工的范畴。这些也都属于网格图中所说的"行动"。

如果痛苦体验的排泄发生，心理的发育发展就会出现阻塞。这不是一个仅限于严重的心理障碍的过程，我们可以每天每夜、每时每刻在我们自己身上观察到这个过程。对于痛苦进行投射、拒绝思想，会阻碍思想的发展。如果这形成了习惯，会导致成长的无效，因为它会妨碍那些导致成长的思想。此时，对自己的思考仍然滞留在一种恶性循环之中。

可逆的情景

比昂讨论了另外一种患者用来回避痛苦的模式，他把这种模式称之为"可逆的情景"（reversible perspective）。在这种情况下，患者接受了精神分析解析，但背景性假设已经被变更。比如，"分析师是分析师"这样的假设被默默地否认了。这种情景的变更会妨碍解析引起变化，它使情景处于一种呆板静止的状态。就像一幅具有可逆景色的图画，查明一个人把这个图画看成是两张面孔或是一个花瓶是不可能的。因而，在精神分析过程中，不可能查明患者看到了哪一个方面，因为没有可以被注意到的可以感知的现象。唯一能够被意识到的，就是患者同意分析师做出的解析，但是，没有什么变化发生。那么，问题就是，分析师怎样去注意这种"可逆的情景"？比昂认为，可以通过网格图对患者针对解析的反应进行分类。在网格图中，解析相当于 F5 或 F6、G5 或 G6，患者的反应是 F1 或 F2。就是说，用于探索和引发变化的解析仅仅被作为定义性假设来对待，仅仅是对于分析师观点的陈述，与患者不相关；另外，它还被用来妨碍真实的呈现。实际上，患者无法总能聚集起必需的精神状态使情景逆转，这样，就需要诉诸幻觉或妄想。当分析师注意到了这些比较粗糙的防御机制的时候，那么，分析师可以猜测，在其他时间里存在着"可逆的景观"的作用。比昂认为，可逆性景观的出现是痛苦存在的证据。在一次在 Tavistock 的公开演讲中，比昂曾经这样说："那个正体验精神分析过程的患者说'它使人痛心'。"意思就是，分析师倾向于忘记这一点。

反之，无精神病性问题的人，通过阿尔法功能具有使意象不断流动的潜在能力；通过这种能力，每一种被感知的特征都得到呈现，依靠这个过程，可以获取思想的模式和对思想的抽象。而那些精神病性人格，由于阿尔法功能障碍或阿尔法功能的撤销，就没有这样的资源。由于不能运用自己内部产生的意象去呈现他需要理解和表达的情感情景，取而代之的，他就必须诉诸一个外部客体。

比昂曾经观察到这样一个患者，他用一个外部客体作为代表他思想的符号标记。这可以被看做一个阶段，一个介于利用客体本身来思考概念和在客体不在的时候对客体进行思考的阶段。如果用咨询室里的家具代表他的思想，那么，那些家具摆放的变化对这样一个人就突然地呈现出很大的意义，因为它等同于他内心的变化。

只有能被用于进行思考性的尝试，一个知觉性印痕才可以被摄入并保持原样地储存。比昂曾经描述过一个精神病病人，他记得一个场合，在那个场合里，比昂戴了副太阳镜。这个意象被储存下来，几个月或几年之后，它作为代表许多复杂概念的媒介物被重现出来；就像中国象形字似的，可以代表很多事情。但这个病人的这个过程，不同于那些把意象储存下来供以后思考时使用的正常过程；在这种正常的过程中，这些意象会发生连续的变化，它们被允许相互作用，允许与其他意象混合或融合。对这个患者来说，太阳镜不仅是不可变的，它也被感觉为就是思想本身，而不仅仅代表这些思想。由于对心理现实的憎恨，只好通过废除与其相关的情感特征，从而把太阳镜转化为一种思想。

一名男青年明显地非常依赖他的分析师，但是，他不能以任何连贯一致的方式表达这种想法，而此时他正要面临着他第一个孩子的诞生。在这个背景下，即使他发现自己在心理上没有能力及时去医院等待孩子的降生，他也还是有两次治疗脱落。在接下来的这次治疗中，他出现了一个惊人的变化，他头一次能够清晰地表达他自己了。似乎这个新降生的孩子和孩子的需要使他能对分析师说，并以一种分析师能理解的方式谈论他自己。对于这个患者来说，尚待出现的"孩子的降生"这一具体事实所代表的东西，与比昂那个患者的"治疗室里的家具"具有相似性，即具体的东西代表着他自己的思想，这样一来，他就可以开始以这种方式表达他的情感体验了。

这些依靠外部的客体或现象进行思考的例子，代表着各种阶段——介于需要利用一个具体的客体进行思考以及在它们不存在的时候能够对客体进行思考和处理的阶段。

一个正遭到无法忍受的材料——即无意义的材料"轰击"的分析师相信，通过继续等待、观察和思考，意义将最终变得清晰。而等不下去的患者，就不得不尝试去搞清楚这些材料的意义，很可能是通过某种理论。这样整理出来的理论并非真正的真理，而是患者针对那些没有容器包裹的无法忍受的材料想做点什么，那些材料还没有"登记注册"，有待精神分析师进行加工。把这些元素强制到一起，就成了贝塔元素的"凝块"，形成一种容纳物（♂）或网状容器（net-like ♀）。这与 PS ⟷ D 相似但不同，因为贝塔元素不适于用来代表思想，所以，它们形成的"凝块"是与连贯一致的思想对立的，不会导致真实的"自发显露"（spontaneous bleakness）。

第十一章

转　化

事物呈现出来的表象下面，有一种内在的真实。这是最紧要的唯一的真理。

——Henri Matisse

我目睹了一件令我感动的事情。我想把它描述给别人，我把我的体验写成文字；或者，如果我有天赋的话，我可以把体验画出来；或者，我也可以用诗的方式表达。这些都是我对于那些情感上有意义的"原初事件的转化"。假如这个接收者有足够的理解力、体验和动机，他仍然可以在新的形式中，辨认出那些最初体验的要素。

在绘画中，一个视觉体验和一个情感体验被呈现在一个二维的表面。这是怎样做到的呢？我们知道其中的各种法则，包括景色方面的以及对于远近不同的物体进行不同的着色等。一棵远处的树要用或绿或蓝的不同色块去表现，如果画家想怎么画就怎么画，那将不再能传达出原初情景的本质。一些事情就像一些先入为主的知识，会强人所难地强迫别人接受，也会妨碍对于原初经验的呈现。因而，为了准确地传达原初体验，就必须人为地采取一种对"已知的"视而不见的态度。这样产生的原初体验的新版本就叫做转化。在诗歌中，也有各种把难以形容的原初体验转化为诗歌的诗律法则，这些法则涉及意义，涉及词句、节奏和韵律的乐感。

两个个体来到一起形成的精神分析体验，在本质上是不可知的，但可以通过卷入的两个人——分析师和患者——的表现来了解。其中的每一个人，都以自己独特的方式来体验、来向自己呈现，这是转化的第一步。然后，通过与另一个人沟通、也为了与另外一个人沟通，进一步转化，这个过程就像艺术家或诗人所做的那样。那么，对于同样的情景，出现两种转化版本也是可能的；就是说，一个是患者的、一个是分析师的，两者可以进行比较。患者的转化是以语言和非语言的行为表达的，而分析师试图把自己的表达限制在语言的范畴，即解析。跟艺术家一样，如果分析师也是先入为主地体验，他将无法对自己的体验进行适当的转化。

最原初的不可知的现实被叫做"O"，要呈现它，必须经过一个人内心的转化或加工。这个转化过程被称做"T阿尔法"，产生的结果叫做"T贝塔"，这个结果能够被其他人观察到。"T贝塔"可能是一幅画、一个科学公式、一个对于患者的描述，或者是一个解析。对于同一个 O，可能有许多不同的转化。从分析开始进行的那一刻，分析师就面对着 O；分析师通过"自由漂浮性注意"和"保持内心对先入为主的期待视而不见"来保持与 O 的接触，以便尽可能使自己对于新的体验保持开放的状态。用比昂的话说，就是尽可能保持自己的内心、自己的前概念不被太早熟的意义"饱和"，以便使自己对于"挑选的事实"处于接受状态。这种转化通过命名依次逐渐确定；随着时间的推移，意义就从分析中发生的那些事件中逐渐产生。

这些转化诸如诗歌、艺术、科学、精神分析等，都是以特别方式表达的内心意义。在数学性的转化中，公式和几何图形都是与数学相关的符号，而非数学本身。它们是数学的本质—— O 的转化。

转化的发生是一个渐进的循环过程。在一个图中的一条直线，可以被转化为一个代数等式，比如：$x - 2y = 0$。这是一种从用可见图形表达二维空间向用抽象方式表达的转化；抽象方式的表达比较灵活，但缺少几何图形所具有的视觉效果和真实感。精神分析性转化的特征，与几何学、尤其是投射和代数几何很像。比昂就经常运用来自这些领域的释义，并且，他使用的一些词，比如"不变量"、"顶点"、"点与线"、"投射型转化"等，都直接取自数学的各个分支。几何学涉及的，是给定假设的各个因子的逻辑关系；而精神分析所涉及的，是客体之间的关系。

投射几何就如同它的名字一样，是从一个特别的顶点投射到某一区域的点、线和空间的几何学；因而，一个被投射到一个表面或一个平面的几何图形，可以与原来的那个几何图形相似，也可以不相似（艺术家的绘画，是他希望描绘三维主体在一个平面性表面上的投射）。虽然是投射，某些关系和特性还是相同的，比如原来的 A 点和 B 点与 C 点和 D 点是分离。对于投射性图形来说，仍然是这样的，尽管各自的位置已经发生了变化。这种特性就是所谓的投射的不变性。

如果这个图形在一系列平面上连续进行投射，那么，客体的某些特征仍然是不变的。这些都是"投射过程的不变性"。

为了恰当地表达那原初的不可知的真实——O，转化必须包含这些不变量或元素，它们在转化过程中是不变的；也就是说，必须由一些基本的特征保留着，使我们可以认出转化是一个原初情景的代表。比如，我们可以认出，两条在水平线聚会的直线代表着在一个二维表面上所画的两条平行线。在精神分析中，这个不可变性涉及的是精神分析对象的那些不变的因素。我们把它称之为 Ψ，还有它的不饱和部分，我们称之为 ξ。

比昂通过比较一个人在崩溃（breakdown）前后精神分析的状

态，呈现了精神分析情景中比较恒定的因素，从而，对于转化进行了一个生动的解释；就是把精神分析中所包含的情景，与精神分析中所不包含的、但充满了外部世界的那些情景进行比较。比昂认为，在崩溃的前一阶段，精神分析是"非情感化的、是理论化的、缺少任何明显的外观变化。抑郁症症状是占优势的。这些材料，很适合用基于克莱因投射认同、内部和外部的客体关系理论来进行解析。歪曲（violence）仅限于通过精神分析的领悟而体验到的现象，看起来，宛如一种理论歪曲"。

比昂指出，崩溃过后的阶段则与此相反，在这个阶段：

"歪曲是明显的……情感是显而易见的，并且，可以在精神分析中被唤起。抑郁症性的元素不那么突出了……"

"在这种情景下，分析师应该去寻找无论在崩溃的前阶段还是后阶段都具有不变性的材料……某些明显具有情感色彩的外部事件，实际上与出现在崩溃前一阶段的一些事件是相同的，它们是被患者置于膝盖、腿、腹部或耳朵等部位的痛苦名下的一些事件；而从分析师的角度看，它们都是内部客体。简单地说，所呈现出来的东西给分析师和患者的外在感觉是：焦虑的家人、迫近的诉讼、精神病院、证明书或其他明显是为了适应环境变化的意外事件。而这些外在感觉实际上是抑郁症性痛苦，是内部客体的不同表现，是随着外部客体的变化而出现的对于新状态的伪装性适应。那么，这些就是不变的那部分或不变的客体，在这样的客体中，不变性可以被检测到。"

崩溃后，一位美国分析师开始和她的患者有很亲密的关系；而在崩溃之前，她是一个非常令人羡慕的分析师。在崩溃后的情景中，她的许多同僚深受打击；而在崩溃前那种情境中，有几位分析师对于她对分析师的理想化和对治疗师的贬低深感震惊。这样一来，就可以通过源自她在崩溃前后令人震惊的波动，探索不变性的存在。其中的内部关系，在蒙克的版画作品《呐喊》中得到了最好的诠释。

把这个过程命名为转化之后，比昂开始研究转化对于分析师在技术层面的意义和应用。他认为，转化理论有助于精神分析的观察，某些类型的转化的识别、集中、命名，不仅使对于将接近的意义的全面理解得以实现，而且通过对于分析情景中不变性的识别，也有助于具有不同理论背景的分析师进行交流。

就像画家一样，如果我们能够对精神分析转化的呈现过程有些了解的话，我们就可以详细地描画出一些特殊类型的转化，然后，就可以清晰地显示出其他患者的相似问题。为帮助呈现过程的辨认，重点应该放在互动交流的内容，而不是所表达的思想的发展阶段和在那一时刻思想的使用。就是说，尝试着进行一种特殊陈述，即患者的 T 贝塔，使之成为网格图分类中的一部分。

比昂举了一个在分析开始的时候与分析师握手的例子。从患者的角度讲，这一姿态是对他指向分析师的敌意感的否认。因而，这将被归类为网格图中的 C2；归在 C，是由于它的描述性特征；归为横轴 2，是因为它会被用于误导，就是去否认他的敌意。很明显，随后，分析师的握手会被患者体验为性攻击。它不是一个关于性的思想或幻想，而是被体验为一个实际的性攻击。因而，应该被归类为网格图中的 A 行，即贝塔元素；由于它对患者体验性的时候的关系进行定义，被归类为网格图中的横轴 1。这样，转化在整体可以被表达为 T = C2 到 A1。这种类型的转化很可能在其他患者中被识别出来，因而有助于对这些患者的理解。

在转化理论中运用网格图分类，可以使分析师在患者不在场的情况下，继续针对患者的一些问题进行工作。从这个角度看，它有点像数学，实际的对象不必有形存在，也可以对它进行思考。

对于某一主题的思想的成长或进步呈现在网格图中，这种呈现是通过使前概念逐渐"饱和"产生概念，后者再成为下一个需要被饱和的新的前概念来完成的。估计这一过程不一定是连续性的。在网格图上，表现为从上到下、从左向右的移动。

根据弗洛伊德的观点，一个分析师的理想的心理状态是一种"自由的漂浮性专注"，属于网格图中的 D4 和 E4。但是，由于分析师带着自己的理论知识和自己所具有的体验，因而，需要一个更广泛的跨度来呈现分析师的心理状态，从 C 行到 F 行，从横轴 1 到横轴 3、4、5。比如，一旦一个持续的关联得以明确，就对它命名，这是一个横轴 1 向横轴 3 的移动。在这一点上，它成了前概念行 D。它的意义逐渐积累丰富，结果就是从横轴 4 向横轴 5、横轴 6 的移动；与此同时，从行 D 向行 E、行 F 移动。存在多种变化的具有普遍性的俄狄浦斯理论，包括在部分客体中的表现，都可以用网格图进行归类，因为它可以使这个理论通过具有的材料得以呈现。比昂认为，转化理论可以被应用于如下方面。

转化理论在鉴别神经症与精神病方面的应用

在经典精神分析的移情中，婴儿期的客体关系会重现在分析情景中，并且，分析师本身或在另外情景中分析师的"代表"，也被卷入进来。这样的移情以一种直截了当、没有更多失真的方式发生。俄狄浦斯关系通常可以不太困难地被辨认出来。这种类型的转化是一种"固定运动型转化"，属于典型的神经症性人格。

运用一种几何学的思考方法，我们可以把这种转化看做是与幻灯片投射到一个平行的屏幕相类似的东西。投射到屏幕上面的图片，几乎与原来的幻灯片是同样的。图片和对象没有被歪曲，并且，彼此具有与原来一样的关系。因而，就固定运动型转化而言，移情关系或多或少都直截了当地表达了内部的客体关系。

与此相反的，就是人格的精神病部分具有的那种类型的转化；由于大量启动分裂及投射认同性的防御机制，这种类型的转化以分析师与病人之间存在更多的混乱为特征，给人一种破碎、散乱的印象，不太受限于分析师的人格或分析师与病人之间的情景。尤为严重的是，这种模式可以表现为一种爆发进入外部空间的形式，产生更加奇异的景象，因而更加难以观察和理解。这就是投射型转化，由于它们的挫败性特质，精神病患者无法忍受思想；而思想是一种"不存在"和挫折，它在本质上是与生俱来的。他的阿尔法功能已经被毁坏，因而，他没有视觉意象或三维空间的概念；所以，他的投射被感觉为爆发性突入无边无际的空间，没有坐标作为行动的指针。

在这种类型的转化中，我们的幻灯片被光源投射，至少被以一定的角度投射到一个表面，最坏的情况就是，被投射到空旷的空间去。投射出来的画面以若干不同的方式被扭曲，不过，还是有一些特征保持不变。

在一个投射型转化中，患者可能会把某些事情归结为分析师的人格，而这些事情实际上不着边际，完全与分析师无关。这是一个令分析师吃惊的过程，并且，可能没有被分析师辨认出来而导致这样一种情景——患者认为分析师是愚蠢疯狂的，因为患者似乎不知道他自己的行为是什么样的。

在《进一步向患者学习》这部著作中，Casement 列举了一个固定运动型转化的例子。这名患者的父亲在他上小学的时候去世了，因而 Casement 认为，这名患者出现了一个与死亡有关的缺失，所以 Casement 说："在移情性幻想中，我成了分析期间的那个死亡的父亲。"

另一个患者抱怨，他妻子在一个星期五的晚间处于一种恶劣的情绪中。这是一种针对"分析师不在"的愤怒，但是，这个愤怒已经被否认属于自己，而是被投射到妻子身上。在另一个例子中，患者产生了一个幻觉，那是散布在咨询室墙上的一些破碎的图像。这是一种对于分析师的嫉妒性憎恨的投射性转化。

夸 张 法

比昂观察到了一种常见的心理状态，在这种状态中，情感是强烈的，但是，它们被强烈地投射出去。他称其为"夸张法"(hyperbole)。夸张法的词根源于希腊语，意思是"过度夸大"。从几何学的角度看，夸张的一部分分支被投射为无穷大，因而，有关夸张的观念就是那些被抛到九霄云外的无限夸大的东西。这种猛烈的情感可以是任何种类，但基本上是理想化的或贬低性的。夸张法在精神分析过程中的出现，是某些与竞争、嫉妒及排泄性投射有关的转化存在的指征。它可以发生在 L、H、K 联结——可以发生在任何联结中，可以包括付诸行动、恨、爱或者狂妄自大。这种情感被夸大，以便把注意力转向自己，转向与别人建立联系。如果别人是不受影响的和拒绝性的，被夸大了的想和别人建立联系的努力，同样会面临强烈的拒绝，从而以逐步升级的方式，逐渐增加所表达的情感的力量。

对抗发展成长

就像已经强调的那样，精神的成长在网格图中表现为横轴的从左至右、纵轴的从上到下的移动。我们现在来看一看自身的对抗成长的那部分，这部分专注于贪婪地、嫉妒地摧毁任何或全部现存的东西，消灭每一个有意义的事物。它可以被描述为"↙"，代表网格图的两个负轴。对抗成长这部分由向上的箭头来表示，代表着纵轴或网格图原图的反向运动，即从发展复杂的意义向无意义的贝塔元素发展。指向左侧的箭头不意味着从横轴6和5向横轴1的运动，不过，它代表的意义和横轴2接近，是横轴的负面表现。从轴1到轴5，表示的是越来越妨碍真实的浮现。因而，负的网格图是一个精心设计的横轴2的翻版，这个翻版要去掉横轴1、横轴3、横轴4、横轴5、横轴6以及任何将来可能加进网格图中的其他横轴（$n-1$）的版本。比如，一个诸如"去掉横轴4"的分类性描述，具有把注意力转向使潜在的促进成长状态失效的功能。也就是说，拒绝真实的浮现的接近。

这个负的网格图属于 -K 的范畴。比昂认为，这种猛烈、贪婪、热切的部分，与恍惚的昏迷具有相同的配置。比昂把它和与 -K 相关的无限空间联系在一起。就是说，爆发性投射进入"一种无垠的世界，这个世界是如此的广大，以至它甚至无法用天文学范畴的空间来表达，因为它根本不能被表达"。在这种"恍惚昏迷"的状态中，存在着一种对于任何运动或活力的反对，但是，普遍存在着定期的猛烈爆发。他把这称之为"↙"。使用这个符号可以使它的含义对其他内容保持开放，可以使它不被其他与贪婪、嫉妒、野心等有关的词相关的东西淹没。

我们可以在这种情况下见到 -K，即当患者对于一次解析表示感激，紧跟着的是那样一些联想，在这些联想中，他感觉到被给予的是一些令人厌恶的、侮辱性的、故意的创伤。解析所富有的意义已经被撤走。有时候，可以发现解析立即分别进入正面和负面网络中，既产生感激，又产生羞辱性的拒绝。

另一个返回到 -K 的例子是，一个喷嚏和嗓子痒不断发作的患者像患发热病似的伴随着一个痛苦的领悟，立即出现把一个有意义的体验翻转为贝塔元素，然后被排泄出去的过程。

当"⌐"占优势的时候，患者所恐惧的是，她通过贪婪地攻击和消灭意义已经使每一件事情都失去意义。因而，她对于精神分析的需要，是由让分析师说话的需要决定的。对患者来说，精神分析的解析，是她从自己的语言和生活的角度讲，毕竟还有意义的一个证明。解析的采用只是为了安心，而不是为了它促进成长的潜力。如果分析师没有意识到这一点，那么一个精神分析的僵局就会出现，导致产生一种给人以寄生感的关系，患者只想安心，这是一种本性上会不断重复的东西。

某些患者给人留下的是流浪者的印象，过着一种"从手到口"的生活。他们对于无意义生活的恐惧，被他们对生活方式表面上的非常满足所掩饰，这种满足似乎是找不到的那种，因为它显而易见是非常浪费时间和无意义的。成瘾常常是这种人的一个特征，他们对精神分析也是成瘾的，不断巧妙地尝试，试图激发来自分析师的批评性评语。来自分析师方面的任何沉默反应都被患者理解为责难。只要分析师讲话，都会立即使患者出现变化，激起患者的愉悦感，使患者说个不停。当我们做出这样的解析——"患者把精神分析当做对抗'生活无意义的恐惧'的安慰剂"时，患者们的反应会是这样的："它跟音乐是一样的。当你聆听某种特殊类型的音乐时，你会感觉有力量，此时，你可以完成任何你期望的事情；但音乐结束的时候，你就又处于一种无动力的状态了。"音乐是一个证明，证明意义和生活还没有被完全摧毁。

真实是促进成长的；而对于真实的对抗，在精神上是使人虚弱无力的。精神病人或人格的精神病部分，并不接受这样的断言，事实上，他们支持的是相反的观点：谎言是富有营养的，而真实是富有破坏性的。这一点在"幻觉型转化"活动中表现得更明显。

幻觉型转化

这种特别类型的转化所揭示的，是通常的精神分析的观察与记录方法所无能为力的部分。如果能够识别出这种类型的转化，分析师就可以对患者的材料重新定位，避免坠入特殊的陷阱。在这种转化中，患者处于与分析师竞争的状态中，患者相信所谓的自我治疗模式要优于分析师的。患者认为，分析师在发挥治疗作用的时候，是出于竞争目的，想证明分析师的方法优于患者的方法。如果分析师没有进行分析，患者会得意扬扬地假设他自己的技术是优于分析师的。如果把这种"猫捉老鼠"游戏看做"幻觉型转化"的话，这种情景是可以避免的。

这种转化也是由于人格中精神病部分对心理现实的憎恨的结果。对于挫折的无法忍受，导致把内心用做一个肌肉型排泄器官，就像直肠或膀胱。因而，必须理解在分析中患者语言的意义，他可能仅仅是通过说出词语这种排泄方法，除去他不想要的东西。通过排泄，他除去有意义的体验，就好像它是一件事情，而不是一种思想。对于体验型的倾听者来说，那些词语可以转化为有滋味的体验，那些体验正被排泄出来。这种情景应该属于网格图分类中的 A6，贝塔元素的排泄把思想感觉为就是实际的事物本身。

患者认为自己不依赖分析师也能够成为完美的自我客体，当感觉到需要时，他可以在任何时候产生出任何生存所必需的东西。这样一来，挫折、嫉妒以及焦虑就被删除了，从而，对于经常存在的贪婪，就有了一个表面化的满意的解决。通过幻觉，可以生产任何他需要的东西。

这种状况发生在如下情景中：感觉器官不能正常地摄入信息，而是以相反的方式发挥作用，无论感觉到的是什么，都被感觉是好的意象，就像真的是那么好似的，被排泄到外部世界去。然后，这些幻觉性的意象被"感知"、被"见到"、被"听到"、被"闻到"、被"感觉到"，就像真的似的，为"全能的"自身提供持续的满足。情感体验即分析中的现实，被转化为感觉性印象，然后，被作为幻觉排出，产生的是愉快或痛苦，而不是思想。后者只能通过对挫折忍受足够长的时间才能实现，长得足以进行识别和命名，"使那个名称哪怕只是很微弱地咕噜了一声，或只是喊叫了一下"（比昂）；使持续的关联可以发生，进而使意义开始积累增加。

通过对这种幻觉性满足是否真的满足的质疑，精神分析可以扰乱这个过程，结果会出现全能感的下降和持续满足能力的丧失。因而，患者会假设分析师窃取或破坏了这种幻觉型转化的能力；分析师的动机无疑是与患者假设为优越的治疗法的竞争。在幻觉型转化中，唯一的关系就是优越者与劣等者的关系。

在这样的境况下，分析师和患者所感觉到的，是愈演愈烈的治疗法的竞争为精神分析设置了特殊的困难。通过解析，可以收到减少患者从幻觉中获益的能力的效果；此时，分析师被感觉为是在与患者进行竞争，并且，仿佛最后一定可以证明分析师的分析疗法是最优越的。如果分析师不进行解析，那么患者会以为分析师在竞争中承认了自己的失败。因而，这种假的两极化倾向的完整情景应该在解析中被提出，以便使患者放弃分析师在和他竞争的信念。

思想范畴中的应用

"无"的状态无法用可见的方法呈现出来，但可以被思想或用数学符号表达出来。如果我们说宇宙之外什么都没有，我们就可以在脑子里呈现出这样的画面：在宇宙的尽头有一堵界墙，我们会禁不住地想看看墙外面是什么样的。但这是不可能的，就是说"无"是不可见的。因而，我们思考精神分析是以视觉为条件，来探讨处于三维精神空间中的内部客体；我们把自己的一部分投射到里面。以这种方式，我们限制了我们的思想，就像总是用几何学来表达的话，就会限制数学的发展。我们应该能够以一种比较抽象的方式或代数的方式，来表达精神领域的东西，以便保持发展潜力，这可以被表达为 Ψ 的未饱和部分。这也开启了得出一个具有足够的普遍性公式的可能性，这个公式应该可以包括大部分可能性。精神空间是不可知的，但它可以被表达和表现，比如，通过点和线来表达。

比昂推测，几何学的发现是由情感体验唤起的；几何学是作为一种试图表达感觉或事物发生的位置和空间的方式而发展起来的。点和线有多种用途，点可以用做表达情感或事情发生的位置。如果事物的不存在不能被忍受并因而不能被思考的话，点就可以被用来表达一种"没有"，一个令人恐惧的幽灵，一个受伤、变小的乳房。思想得以出现的空间已经被充满，它已经被饱和，因而，可能没有思想、没有发展。所以，点也可以代表某些事物可能存在的位置。以这种方式，它可以代表一种前概念，这个前概念可以与一种认识结合，形成一种概念化的东西，从而促进精神的成长。点作为一种前概念，属于网格图的纵轴。

我们可以把思想领域设想成一个由"无"构成的东西等待着成为思想；一些潜在的持续的关联有待被观察。在这里，客体的不再存在变成了情感体验，如果相关的挫折和痛苦可以被忍受，这种情感体验就可以被转化为有意义的东西。来自于"无"的体验如果能被忍受，就可以导致一个思想的产生，或者导致对于一种持续的关联或模式的认识，随之就可以探索与它相匹配的适宜的认识。这个认识，使前概念的已成为一个概念化的东西得以进一步发展它的意义。当挫折和痛苦不能被忍受的时候，"无"被感觉为是一种应该被排除的东西，所以，没有一个持久的关联可以被观察到。任何一个与前概念匹配的认识的不完整性也会导致挫折，如果不能忍受这种挫折，就会妨碍匹配的进行。在精神病状态下，匹配一定是极度封闭的，难以使配对发生。因而，前概念常常仍然处于未饱和状态，或者前概念与一个错误的认识配对，从而产生误解或错觉。

患者能够用那些已经破坏了意义的词句来使精神分析充满内容，他们会标出那些曾经存在意义的位置。它们可以很有效地成为贝塔元素。因而，人们可以听到对日常事件的描述，但没有任何思想、观点、概念或意义被唤起。这代表着把分析过程这个现实——O进行转化的失败，代表着某些事情发生的那空间或那一点出现了阻塞。那个空间成了"无信号区"，没有什么有生命的交换能够发生。精神病患者害怕未饱和的词语，因为他们把这些词语视为和贪婪等同的东西，从嫉妒性贪婪的投射和破碎分裂的角度讲，"↲"寻求吞噬任何经过它的存在。因而，他们想用一些陈旧的含义使词句维持着饱和状态。在临床上，通过对于事件的单调的描述，可以表现出自己的这种状态。

比昂用所发展的几何学观点来表达情感含义，他把线看做表现点可能通过的位置，那是另一种描述思想的应用的方法，就是说，它涉及网格图的纵轴。线也具有了位置的意义，那里是"阳具"所处的位置，也是将来某些事情可能存在的地方。为了使成长发生，这两个概念应该被放在一起。

比昂所探索的，是发生在精神分析小节中，一种精确地描述转化的不变性的方式，这样，才能看到它们的本质。点和线（是事物所处的位置，是事物可以发生的地方）、乳房和阳物、网格图的两个轴，都是表达转化的不变性的关系的方式。这个不变性，就是绘出的椭圆形与它所代表的圆形池塘之间的共性；绘出的铁路线在某一点交汇在一起，而实际上，两条铁轨永远是平行的。比昂认为，"如果存在着'无'，就一定存在着'有'，精神分析背后的不变性，就是'无'与'有'之比。"比如，尽管幽闭恐怖症与广场恐怖症最初的临床表现可能是非常不同的，但它们具有共同的性质和不变性。空间，无论是像幽闭恐惧症那样在物体里面，还是像广场恐怖症那样在物体的外面，都是不可忍受的。这个空间代表着情感，它区别于事物所处的位置这样的含义，也就是说，在那些不能忍受事物不存在的患者内心，存在着一种"不存在的事物"，它使空间成为令人恐惧的地方，无论是在事物的内部还是外面，都是这样体验的。恐慌被限制在这一空间中，无法逃避，即不能有思想用来进行有效的逃避。这就是在幽闭恐惧症和广场恐惧症中的不变性，这也是用几何学所表达的空间。一个几何图形可以被看做两个事物关系的代表；幽闭恐惧症的情景，可以用圆中的一个点来表达，但点并不与圆接触。理解了不变性之后，两个术语——广场恐惧症与幽闭恐惧就不太需要了，它们只是同一问题的不同表现。

转化是一种方法，通过这种方法，患者试图解决自己的问题。他的特殊的转化方式可能是不成功的。在精神分析关系中，他可以有机会把自己特殊情境下的转化方式，与分析师的转化方式进行比较。

分析师能够针对若干选择中的任何一个，做出有利于根据他与患者的体验产生的转化的决定。这并不意味着有一个正确的解析，但分析师的选择是出自与患者的关系和致力于与患者的关系的，即来自于O、服务于O。如果顺利的话，分析师的陈述被限制在K联结，并且既不应该包括H联结，也不该包括L联结；在网格图中，它们应该属于F1、3、4、5。这些构成分析师的解析的概念，源自分析师的理解，就是说，来自他的前概念与一个认识的相遇，这个认识来自于外部世界，即来自与患者的关系。

但患者的陈述可以包括L联结、H联结、K联结或 -K联结（也

可以包括 -H 或 -L）中的任何一种联结，并且可以被归类为网格图中的任何分类中。与之相似，患者可以以任何他所选择的方式，采纳分析师的解析。比如，可以把分析师的解析当做一种自我鞭挞的工具，当做一种结合的确认，当做分析师已经从他那里窃取了观点，等等。

-K联结中的转化

对于 K 联结型转化，患者存在着憎恨和恐惧，因为它会导致其接近 O 或在某一时刻成为了 O。K 联结型的解析可以被接受，就是说，知道它的内容，但拒绝进入 O 的状态、拒绝成为它。患者来接受精神分析，但进行的却是投射性转化的 -K 联结性活动，这种情况应该被归类为 A6。夸张法也被启用。所以，我们现在再度着眼于 ".↲" 和 -K 型转化，以便探索出在精神分析进程中，它们可能是以什么方式发挥作用的；也就是说，试图探究在意义损耗方面，-K 的作用。".↲" 可以被看做是一个 "不存在" 的 "它"，它的目的就是，把它遇见的任何情景或事物中的 "存在" 吸吮出来。

在临床上，-K 型转化有什么样的表现呢？实际上，我们要处理的是一种进入多维 "空间" 的投射型转化。投射的区域不被限制在固定运动型转化的限定区域内，后者通常被投射到分析师或分析师表象。取而代之的是一种多维投射，因而不能被我们以视觉性术语来理解。投射可以部分地进入分析师、进入各种外部客体、散出进入空间，也就是说，进入无限多维的精神空间。对于各种主体和客体，存在着模糊的参照系，其中的一些可能是幻觉。这就是 -K 的空间，它充满了 "非客体"，充满了对于存在着的客体的嫉妒和贪婪。患者的描述在网格图中的分类，允许思想元素仍处于未被意义饱和的状态，以便它可以自由地积累逐渐浮现出来的、针对一个特别的患者的 −K 活动的意义。

顶　　点

精神分析中的不变性之一就是知晓或意识。这种知晓或意识的性质就像投射性几何学的顶点，从那里可以看到被观察的图形。因而，它是一个观察的点。存在着无数可能的这样的点——宗教的、美学的、科学的、金融的、视觉的、听觉的、消化的、呼吸的、生殖的等等。这提供了一种灵活性，使那些患者的"T 贝塔"及分析师的"T 贝塔"可以从不同的方面被观察，就像一个人用照相机从不同的角度拍摄同一景观一样，可以比较全面地表现它。观察的结果反映进行观察的顶点的类型。

分析师会发现，顶点的变化有助于为处于停滞不前的状态提供一个新的视角。在某种意义上，这种顶点的变化总是发生着，那就是我们突然"发现"患者行为的意义的时候。比如，一个打算扔掉自己工作的狂怒男人，用他自己的话说，扔掉工作是因为他遭到了像屎一样的对待；一天，他看起来像一个有脾气的小男孩，因为他自己孤零零一个人的时候，会出现不可克制的狂怒。

作为一种对于变化的防御，陷入施虐受虐关系是很常见的。一个患者不断地告诉分析师：分析师是没用的，他将会离开，但他并没有这样做的计划。除了上面提到的抱怨和威胁以外，其他材料都被排除在外。偶尔，他会抱怨在外部世界受到了残酷的对待。分析师可以意识到被激发起来进入报复性愤怒或无助状态。当分析师的痛苦的牺牲被认做一种原始的性欲，并将此看做病人与分析师建立关系的途径时，刺激性激怒会消失。这是一个由于方向的变化而导致成长的例子。

即使那些没有思想成分的贝塔元素，也可以被看做某种原始意识。"↲"作为一种贝塔元素，正在寻找"存在"。比昂更愿意把这种寻找称为"趋向性运动"；"意识到存在的缺乏，从而要求一个存在"；"灵魂搜寻一个身体性的住所，使其得以存在，即♀寻找♂"。后面这句话意味着，♀寻找某些东西去容纳，使其完整一致，因而使意义的累积成为可能。所以，它可以与直觉联系起来，直觉本身可以自己呈现出来，被人认识到。通过持久的关联表现出来的关系是直觉性的，并且是稍后被认识到的；模式首先被注意，后来，意义才逐渐清晰起来。这使我们想起了比昂的一段对于贝塔元素的描述："那是一些可能存在的东西，不是一种思想，但它们可以成为被思想者称之为思想的东西。举例来说，我们吆喝了一声，狗就来了。"

终极现实与O型转化

存在着一种终极现实，它是不可知的，它仅仅能被"成为"；就是说和它在一起是可能的。它代表着任何事物的真相。比昂认为，"它既不是善，也不是恶；它不是可知的，不是可爱的，也不是可恨的。"我们在意识或潜意识里都认为，最好不变成"它"，因而，我们在自己和它之间设置障碍。O就是这个终极现实，等同于真相或真理，可以通过精神的成长而靠近，在网格图中，表现为向下的移动。

在精神分析或团体中的阻抗，是针对O的阻抗，是针对所拥有的新思想的阻抗。在一个科学讨论中，对立双方相互理解的逐渐浮现常常被一个没有恶意的陈述中断，表面上是想进一步澄清，但反而导致退回到相互反对的立场上。

我们不能知道O本身，而仅仅可以了解一些O散发出来的东西，那是一些我们可以察觉到的现象。我们对 O 的了解，就是我们的一些 O 的转化。O 只能在字面上被知道。我们可以把自己视为与 O 一体，但这不同于"是 O 本身"。但是，通过与某些我们感觉到美好善良的事情的接触，比如当我们体验被一个真相深深地感动的那一刻，就会使我们想到 O，就像柏拉图相信我们会想到"美与善的绝对理念"那样。以一种稍微不同的方式，可以短暂地体验到成为 O 的感觉，那是一种允许事物进入我们内部的感觉，是与 O 一体的一种体验。它无论是多么短；也是一种如同 O 的化身的体验，使我们成了与 O 同一的肉体。这种与 O 成为一体的体验就是 O，它明显不同于那种一个人觉得自己成了上帝的投射性认同过程。后者这种情况不是 O，它是疯狂，是妄自尊大。

就像比昂曾经指出的那样，这些体验只发生在遵从"一种需付出极大耐心的关系准则"之后。准则之一，包括放弃对通常形式的保证的依赖，那些保证源自感觉性证据；比如，将患者的陈述内容当做一个人解析正确性的具体证据。依赖这种类型的证据，会导致横轴 2 类型的解析，那是分析师面对不确定性的、不可避免性时的一种阻抗表现；在精神分析遭遇战中，这种阻抗的程度常常是很深的。放弃记忆和欲望也是必需的，因为这些东西会使潜在的精神空间充满能察觉到的现象。

另一个所要求的准则是，需要避开信仰行动（F），以便使一个人的思想保持对接受现有关系真实部分的理解的开放。比昂认为，"F 可能展现和制造这样的体验，这样的体验常常是痛苦和困难的，令分析师和被分析者都难以忍受。"第三个准则是，克服对于从字面上了解 O 向成为 O 的转化的特殊恐惧。对就想成为上帝这种妄自尊大的人来说，这种恐惧就是会变疯狂的恐惧，而与 O 在一起就不是这样的；在成为上帝这种转化中，含有 -K，而 O 没有。

在字面上了解某个东西要比运用那个东西难得多。了解有关精神分析的知识容易，但通过自己的生活去学习却很难，就是说，"运用精神分析"是不容易的。我们宁愿在字面上了解自己，也不愿意"成为"我们自己，尤其是我们被精神分析从含糊中找出来的那部分自己，我们更愿意把它归还到原来的含糊状态。换句话说，"我更想知道关于我的事实，而不是这些相互作用过程。"

对于真实的阻抗，在网格图上表现为向横轴2的回撤现象。它意味着：宁愿要谎言，也不要真理；宁愿闭眼，也不愿专注于一种事实；宁愿谈论所谓相关的事实，也不愿去尝试评价一个人意识到的东西，包括不愿意进入开放状态。当有规律地采取横轴2的机制已经成了思想的习惯，以至"成为 O 的状态，被无限期地推迟"的时候，其结果就是变化很少的、延长的精神分析。因而，发现这些横轴2的陈述是非常重要的。当然，不仅仅是分析师对上述的横轴2现象的贫弱结果感到不满意。如同比昂指出的那样，如果不存在异己感，就不会有阻抗；而要想感受到异己感的最有用的方法，就是意识到有些事情与自己是相异的。

终极现实可以被看做一个具有无限可能性的巨大蓄水池，是一个思想的巨大蓄水池，正等待着一个思想者的到来，转化就是它的派生物。我们有时候精选出那些似乎是在一起的元素，它们形成一种模式或持续的关联。我们对这些放在一起的元素给以一个名字或一个数码，即命名，以便使赋予它们以意义成为可能，这样一来，我们就可以去理解这部分特殊的现实对我们的意义。然后，这种理解给予其他持续性关联结合在一起，使它的进一步的意义逐渐增加、逐渐清晰，直到永远。

转 化 循 环

　　精神分析中的 O 本身是不可知的，但可以通过代表它的现象来表示。患者的 T 阿尔法可以转化这种体验，结果就产生了"转化"。患者的 T 贝塔是患者的陈述所表达的东西。同样地，对于分析师来说，分析中代表 O 的现象被转化，形成分析师 T 贝塔。分析师的转化应该是通过 K 联结，而患者可能是通过 L、H、K 或 -K。可以有渐进的转化循环，它取决于分析师的发现。

　　为了解释这种转化循环，我们举一个比昂的例子。他取了这样一个陈述——"太阳明天将升起"。这句话可以归类在网格图分类中，这将使分析师的注意力聚集在患者所做出的陈述的种类上。如果这个关于天气的陈述是不真实的，就不能使用它，以免误导；但可以用于注意或引起注意，因而，它可以充当一个前概念，就该归类为 D3 或 D4。如果这个陈述在精神分析中被作为一种对于解析的有希望的反应，那么它将是一种 O 型转化。但如果它是对女友的理想化陈述，那么，它是一种夸张性的描述语，用于传达信息，该被列为 C3；这是一个夸张法的例子，带有 L 联结，它也是一个固定运动型转化的例子，即太阳升起这一特性被投射到他与女朋友的关系当中。这些可以被看做分析师的第一轮转化循环。但以后，分析师可能会认为，这是一种患者对分析师的敌意感的否认。在第二轮转化循环中是 H 联结；夸张法仍然是证据，因为敌意已经被否认、被投射得远远的，所以，它该被归类为横轴 2、C2。这是始终摆脱自己敌意的投射型转化。

　　我们可以探索一下患者的材料中所呈现出来一些事情：它是破碎的还是完整的？是存在的还是缺少的？是 K 型联结（放在一起）、H

联结（分离成碎片）、还是 -K 联结（无意义）？可以根据网格图进行分类，并对从 K 型转化向 O 型转化的变化位置做出评定。必须完成后一种转化才能变得真实。许多患者虽然完成了精神分析，但从未有过受到启迪的个人体验——与 O 友好接触的体验。

比如，一个患者说："我已经接受精神分析这么久了，怎么我还是不能有任何自信呢？"他的陈述具有激起人恼怒的效果，以便使这种施虐受虐的现状得以维持。这种状况遇到了分析师这样的反应："可能是你没有从精神分析中得到任何东西。"这是对于一个可能的事实的陈述，它唤起了震惊和愤怒，但对于患者来说，这是使他变得真实的一刻。

第十二章

团 体 研 究

一个人虽然与世隔绝，却借助于把自己看做是真实的来自我欺骗，并且预先假定这个虚幻的隔绝是真实的场景，是他所有关系的唯一起点。这种抽象的主观主义的自我欺骗，不仅在纯哲学的领域里发挥着巨大的破坏作用——它几乎把所有的东西金都作废了，在道德和政治生活中，也是这样。

——Solovyov

在对精神分析过程和思想的本质进行成熟的研究以前，比昂已经开始从事团体研究的初创性工作。通过这一工作，我们可以预示他后来工作的那些方面。当我们追踪他在团体方面的工作时，我们将试图展示那些与他比较成熟的观点有联系的线索。

比昂 50 岁的时候，Tavistock 诊所专业协会希望他用自己的技术带一个治疗团体小组。针对这个请求，他写道：

"协会相信患者可以在像那样的一个小组中被治愈，这是令人惶恐的。它使我想到，在开始时，发生在团体中的(我也是其中的成员之一)大家对我的期待，与我自己是多么的不同！的确，我可以确定的唯一'治愈'所涉及的就是我自己一个相对微小的症状——一种信心——团体小组可以友善地适应我的努力。"

　　他提到过他向这个治疗小组建议，把研究他们的紧张作为小组的一个目标。这已经成了著名的"北区实验"，下面的部分将会提到这个实验。

　　比昂通过观察和解析着手研究这个小组。因而，他是把观察法和实验法结合起来进行研究。解析是一种改变小组行为的调节性介入，这样，他就可以观察解析的作用。因为小组是他的研究对象，他不对个人行为进行解析，尽管他对这样做感兴趣。而小组成员站在自己的立场上，就希望比昂能说一些事情，解释一下他们该怎样继续或者做一些事情，使小组活动起来。比昂没有满足这些小组成员的希望，而是解析他们的希望和自己的希望；他发现，这种调节性介入是最不受欢迎的。通过这样一个过程，他观察到了小组运行以及形成某些准则的方式。

　　一个小组有一个在意识层面被指派的目标。比昂把在这一目标下这个小组所从事的合作性活动，命名为工作组（work group）。工作组这个词不涉及构成小组的那些人，而涉及他们所投入的心理活动。这是一个试图科学地观察自己、观察小组过程的小组；它观察自己、搜集感觉、说出感觉，而不是发泄自己的感觉。但比昂观察到了另一个水平的心理活动。对这一水平的专注或聚焦，很像在一个很厚的显微镜镜片下，对于不同层面的聚焦；一部分焦点所显示的是工作组；但是，焦点的变迁所显示的却是另一个层面的心理活动，在这种活动中，小组似乎对小组中发生的事情并不做出响应，比如对老套陈腐的交谈就没有反应，比昂做一个解析的时候，他们似乎也不听。比昂把这种另一水平的心理活动，称之为"基本假定"

（assumption）。下面就是比昂的相关观点：

> "工作组活动是阻塞性、转向性的，偶尔，对于其他一些心理活动是有帮助的，并具有强烈的情感趋力的特征。如果它们是发自对于全组来说是共同的'基本假定'的话，那么这些初看起来混乱无序的活动还是有一定的聚合力的。"

在一个小组中，任何时刻都总是有一种基本假定在活动。存在有三种基本假定，并且，如果其中的一种基本假定存在的话，那么另两种就被排除在外。这三种基本假定包括依赖性团体、战斗－逃跑团体、配对团体；并且就像工作组一样，这些基本假定的每一种都描述了一种小组的心理功能模式，而不是构成小组的人。

在依赖性团体中，一个人被选择出来，被期望履行一个小组其他成员的供给者的任务。对于这样的小组，比昂是这样描述的：

> "这种小组文化的基本假定似乎是需要一个外部客体的存在，这个外部客体的功能就是为这些不成熟的生物提供保障。这意味着，一个人总是感觉处于一种为小组提供需要的位置，而其他人处于需要被满足的位置。"

这个被选出来的人，可以使其他人不必为自己思想和工作。在治疗小组中，这个被选出来的人通常是精神病学家、心理学家或精神分析师。当精神分析师对小组的这种功能加以解析的时候，他的解析大部分是不受欢迎的。小组认为，希望他们指定的领导者以小组期望的方式行事才是正确的。当这个人没按照小组期望的方式去做的时候，小组会认为他是违背常情的、是故意挑衅。

我们每个人的内心都有依赖性团体式的文化，但是，只有处于听得见看得见的相互关系之中，它才变得明显。比昂不同意本能或群体本能的观点，那种观点认为，当人们群聚在一起的时候，群体本能发挥作用；当一个人与群体隔离的时候，群体本能就不存在了。比昂认为，我们是群聚性生物，这些元素无时无刻不在我们身体里发挥着作用，但是，只有在一个团体里，它们才变得明显。他指出：

> "团体心理学与个体心理学的明显区别是由一个事实产生的幻觉，这个事实就是团体产生了一个显著的现象，而这一现象对一个不习惯去运用这个团体的观察者来说，是与自己格格不入的。"

我们个人的心理特性与其他人的心理特征是密切相关的，都具有形成建设性的工作团体的倾向；当与别人处于一种自然团体中时，我们都具有形成基本假定那种精神状态的潜力，比昂把这种潜力称之为"价"（valency）。

比昂认为，团体的基本假定是："人们作为一个团体来到一起，是为了保持（preserve）这个小组。"

很明显，在聚集在一起的活动中，群聚倾向可以很明显地显示出来；但是，其先决条件是，团体中个体的基本假定是"他们相遇是为了保持这个团体"；这表明，他们感觉到团体的成员具有分开的自然倾向。这就是当一个成员缺席的时候，团体成员所害怕和无休止地讨论的事情。但是，没有一个相应的通过工作使小组的保持变糟的倾向。只要长时间在一个团体里，就会感觉那全都是必需的。

比昂认为，必须清楚，在团体中，尽管基本假定是大家为了保持团体而来到一起，但这种保持的目的却是基本假定之一所决定的团体功能。团体的成员会有无数的抱怨，抱怨他们看不见分析师的解析对他们的问题有多大作用；这是一种情绪，比昂希望他们把注意力转向这种情绪；他们不记得在前一个团体中发生的事情，这显示了他们在从体验中学习这方面的困难。团体对于发展过程本身是厌恶的。比昂说：

> "这不单单是一种负性态度；发展过程的确可以与其他一些状态形成对照……那种状态，就像已经本能地适应，生就'全副武装'，在没受训练、也不用发展的情况下，就知道如何生存、如何移动、如何在团体中行事。只有一种团体接近这种梦想，那就是三种假定中的一种占优势的团体。"

比昂认为，这种对于从体验中学习的憎恶，是潜藏于所有防御性姿态背后的主要元素。他的一本书的名字叫做《从体验中学习》，他一生的作品都渗透着这样的良苦用心。

一个人可以匿名地对团体施加影响，而不必为这种个人影响负责。但是，对此有一种处罚就是：这个人作为一个个体得不到承认；他带给团体的问题，将不被记在这个人的名下。这种假定就是一种忽视个体的思想，这样一来，这个个体对于团体成员的思想就被分成了两半儿。

团体的另一个基本假定是这样一种观点："战斗和潜逃是用来保持团体的唯一机制。"用于理解的想法是令战斗－逃跑团体厌恶的。

比昂下面的几句话描述了理解战斗－逃跑团体的关键所在。

> "将会有这样一种感觉，只要小组得以维持，个人的幸福就是不重要的；并且，还会有那样的感受，即任何处理神经症的方法（既不是战斗神经症，也不是逃离神经症），要么是不存在的，要么是与团体的利益相敌对的；个人的方法，都被视为是不适合于团体的技术要求的方法。"

这种团体在逃离敌人（这个敌人可能是一种恐惧的心态）或与一个不幸的受害者战斗时，也会寻找一个领导者。当担任工作团体领导者的心理学家或分析师不抱有这种态度时，团体会感觉他在逃避责任；此时，团体会找到一个合适的领导者，这个人的内心已经有了一个敌人。比如，一个偏执的人就比较适合做这样的领导者。因而，一个频繁地严重干扰这个团体的成员，可能被推选为这个团体的领导者；这个人即使不完全偏执，也很可能是一个有精神错乱倾向的人。被这样一个团体所感觉到的敌人，就是这个工作团体的心态，以及这种心态引发的威胁感和痛感。

比昂的方法就是，研究工作团体的心态（mentality）是不利于团体所采用的方法的。因为他坚持追求心理病理学的澄清，而团体宁愿回避或者干脆否认它的存在。比昂表面看似荒谬的方法，是关注个体的，全力拥护观察和思考，从而导致精神的成长。他不与团体的愿望共谋，这个愿望就是想把注意力集中于一个现实中或观念中的所谓敌人。取而代之的，是对团体"想这样做的愿望"进行解析。就像依赖性团体那样，一个人被挑选出来做小组的供给者，在战斗－逃跑团体中，也有一个人被作为敌人挑选出来，并且通过与这个敌人的战斗或逃离关系，团体"感觉"自己是连贯完整的。实际上，团体并没有解决隐藏在背后的问题，而仅仅是暂时地把关于问题的认识隐藏了起来。通过战斗或逃跑机制，团体试图经由行动来破坏关于问题的认识（knowledge）。通过容纳团体强加给他的焦虑，比昂可以获得这样的知识。

有时候，在一个团体中的两个人将开始彼此交换，并且，这可以被团体中的其他成员容忍。这种小组中情绪氛围的变化，被比昂定义为"配对团体"（pairing group）。这个小组具有的假定，就是三种基本假定中的另一个假定，即两个人相遇的时候，想要做的就是为了性。比昂认为，团体中的其他成员将会容忍这种交换，因为性燃起了一个孩子将会诞生的希望，比昂称其为"救世主观念"。这种观念对于这个团体将具有正面的暗示意义，一种团体将会得以从束缚中摆脱出来的暗示。因而，这种配对团体的领导者还尚未诞生。团体工作组的心态就是一种团体束缚感，他们感觉受到改变的痛感的威胁。

为了摆脱从经验中学习带来的威胁，这种团体依赖于这种满怀期望的心态。想必是仅有的希望，关键是配对出来的孩子从来没被诞生。比如，一个新观念的诞生将意味着希望和变化的丧失。因此，新的观念必须被像下面这样的话拒绝：

> "这根本不是新观念，它只不过是……"在社会团体和公共机构中，这种对新观念的反感是如此普遍，以至已经没有人去注意它的存在。

工作团体活动及现存的基本假定的不同，使我们想起由阿尔法元素的接触屏障产生的、被比昂描述过的"双眼并用的心理场景"；它允许意识元素和潜意识元素同时交织在一起，可以导致思想和精神分析直觉的深入和共鸣。比昂后来对这一点进行了详细阐述，但远离了意识与潜意识的二分法，走向从多角度看待精神分析对象的观点以及那些可逆的方面。用这种方法，比昂使精神分析摆脱了那种实证主义的立场。

在比昂关于团体的著作的最后部分——对团体功能的评论中，比昂运用他对克莱因理论的新理解做出推测：那些存在着基本假定的团体的心态，就是试图抹去不断困扰的感觉。因为

> "在组成这个团体的个体的心中，这个团体非常密切地接近一种非常原始的幻想，这是一些关于母体的幻想。因而，对于团体动力学进行理性探索的尝试会使人感到不安，一方面是由于恐惧，一方面是由于处理恐惧的机制，它具有偏执分裂状态（paranoid-schizoid position）的特征。"

比昂后来也看到了与上面所说的相似的事情，那就是精神病性的不顾一切地阻止结合为一体（integration）的努力，这种努力甚至

会达到不惜把他的心理器官破坏的程度。在这篇关于精神病的文章中，比昂描述了精神病人的这种恐惧——恐惧结合为一体，将导致可怕、残酷的超我的浮现。后来，比昂又用另外一种说法代替了"灾难性焦虑"，即它发生在内心产生变化的时刻，而这正是团体基本假定心理（basic assumption mentality）所极力想避免的，也可以把它看做非思想状态，因而，它与一种 -K 或非情感性联结相联结。换句话说，比昂后来对此问题的阐述是：与内心变化相关的不仅是伤害性人物或伤害性感觉，比如所畏惧的焦虑或负罪感，也包括一个人安全感的灾难性丧失。

为了试图理解基本假定性团体活动背后所隐藏的东西，比昂假设存在一个来自破碎的原始俄狄浦斯神话的人物形象。在依赖性团体中，有与一个儿童联结在一起的成熟的双亲，就像俄狄浦斯与他的母亲，团体中的每一个成员都要求他或他母亲的领导。在战斗－逃跑性团体中，人们既可以看到与预言者语言的战斗，也可以看到人们对于真相的逃离；战斗体现在底比斯国王拉伊俄斯的杀戮，那代表着抹除自己与他人、个人与团体的必要的界限。在配对性团体中，除了孩子之外，有两个双亲，未来的领导者还没有诞生。两个成熟的双亲共同生一个活跃积极的孩子的情况，在任何具有基本假定性心理的团体中都不会见到；因为那象征着新的因而也是有威胁的观念。

这种观点预示了比昂后来在关于神话方面的著作的观点，也预示了他后来的观点——神话故事的叙述（narrative）并不重要，重要的是其中各自分离出来的元素；在每一次精神分析中，都可以辨认出那些元素，从而使事物的真相显示出来。同样，他认为不仅俄狄浦斯神话中的性元素是重要的（主要是在精神生活方面），在神话故事的叙述之外，神话的那些元素在我们思想过程的构成方面，也是尤为重要的。比如，在他关于团体的著作中，就指出了危险的斯芬克斯式人物的重要性。

> "就我作为团体的功能性领导者来说，我发现并不缺少事实；随着我逐渐得到认可，我有一种被授予成为一种非常接近于高深莫测、沉思、喜欢质问的斯芬克斯般人物的感觉，灾难就是从这个人这里发动的。事实上，只是间或使用术语，只是在我的介入激发了超过通常的焦虑的时候，才会进行解析；在通常的焦虑氛围下，几乎不需要为了使团体把握其中的相似性而进行解析。就我所知，显示得最清晰的体验，就是团体对于探索性质询（questioning）态度的恐惧。"

工作团体在探索的态度方面也反映了这种状况。团体会感觉极其害怕受到这种探索的威胁，因为害怕将会展现出来的受到的伤害、谋杀、乱伦、负罪、对别人的虐待，基本上是事物的旧秩序的破坏性大变动。基本假定控制下的团体活动是反对探索性态度的，因为害怕这些情感结局带来的痛苦。

《团体体验》的第一章是比昂与 John Rickman 合写的一篇文章，1943年发表在《柳叶刀》杂志上。在这篇文章中，他们描述了在北区军队精神病院进行的实验，比昂在那里曾经负责训练飞行大队。比昂发现，他无法把任何计划认真地进行下去，因为在他的办公室，他受到一系列急切的事务性要求的干扰。后来，他意识到，别人对他的要求是纪律，要把他置于饭桶军营指挥官的模式之下。这种模式需要两种必要的元素：其一是一个共同的敌人；其二是一个相信手下人的诚实的指挥官，这个指挥官既不怕他们的羡慕，也不害怕他们的敌意。比昂把这个"敌人"称之为"神经症的过度表达"（extravagant expressions of neurosis）。

这里，我们想把注意力转向那些比昂关于自我认识的核心部分。

当他意识到，由于受到源于神经症的频繁干扰而无法继续任何有价值的工作时，他宣布了一项命令，从上午10点到中午不得打扰他，而这不是比昂通常的做法。他得出一个结论，他所遭受的挫折不是专门针对他自己的，而是军营中所有的人都会遇到的，也是受到"神经症的过度表达"的影响的牵制。比昂的态度是科学和人道的，并且像John Donne写的那样，是"人类的一部分"。Donne有这样一种认识，他自己、他的存在与其他人不是分开的，而是同一本源的一部分。一位在2500年前著有《奥义书》的预言家也表达了这种自我感觉，这也是比昂所具有的感觉："团体是满足个人精神生活的基础。"

一个发布"10点到正午不被打扰"的命令的指挥官，并不抱持有"他只是许多遭受到这种挫折中的一个人"的思想。他的行动不具有思想状态的特征，他根本没有进行思想，他的行动是被摆脱这种挫折的意愿激发出来的，仍然是知觉水平的东西，他通过命令完成行动。而比昂具有与别人不一样的、与生俱来的情感特征，即他具有不同的做法。他受到了挫折，但他观察自己，挫折感引发的是一种进行思想的状态。思想的与生俱来意味着那是一种关系的所在地，就是说，"一种没有结束的无限的现实"（比昂）。比昂的行政性行动是从思想里流出来的，这种思想，是在他人的自我（selves of others）这一现实中的自我感觉的产物。这与全能性自我形成对照，全能性自我具有一种特殊感，那是一种幻觉，是不可能成为富有情感的或成熟的思想的。思想源自科学、人性的自我（self），那是"人类的一部分"，并且必然也考虑到了其他人。我们谈到了这些细节，是因为Pines对于比昂的批评，他批评比昂没有重视和考虑个体。Pines是这样说的：

> "为什么比昂不按照他自己的母子模式以及形成技术性配对的观点来看待团体呢？比昂是一个令人惊讶的心理现象的感知性观察者，但是，在有关团体的早期工作中，他

似乎遗漏了他所观察的情景下，他的个性和所采用的技术的影响。Pines 推测，通过分析师内心的精神分析工具，可以获得科学和客观的数据，分析师只需要测试，完成作为分析师角色的解析的准确性就可以了。比昂具有一种给人深刻印象、但淡漠疏远的性格，他的评论常常是含义模糊和难以理解的，总是专注于把小组当做一个整体，从不直接针对任何一个个体，但很多个体渴望与比昂有直接的接触。所以，对这些个体来说，比昂不是一个母亲，他们对母亲的迫切需要的幻想，将会以一种比较容易消化的方式返回到他们自身。他的技术促进了挫折，并且从那些未被释放的挫折的强大力量中，发展出被他描述得如此优美的团体退行心理。"

我们认为，Pines 的观点是一种完全错误的理解，并且很多人持有这种观点，所以，值得花点时间予以驳斥。他的观点没有注意到，比昂的解析是基于对个人思想的尊重。比昂明确地把自己看做团体中的一员，既参与团体的工作心理的形成，也参与基本假定。比如，这个团体将会间歇性地接受他正试图向他们展示，展示一些关于他们作为一个团体的一些事情。当这种接受出现时，他观察到自己感觉轻松了；但是，随之而来的是一种想向团体成员展示的紧迫性，他告诉他们，"他们以这种方式所希望表达的是需要一个领导者，需要一个可以为他们作解释、因而可以减少他们对于这种新体验的焦虑的领导"，还涉及他们的这种方式可能意味着什么。如果对这样一个具有基本假定的依赖性团体随声附和的话，这个团体会迫切需要他成为可以被他们依赖的领导者；而比昂对此持抵抗态度，从而，他再次发现自己成了团体敌意的对象。

他具有优异的观察和反应能力，使他即使在团体的压力之下，仍然能够对这些体验进行思考，然后，还可以向团体中的成员传达自己的思想。比昂"在战争状态下"的思想能力使我们相信，Pines关于"比昂是淡漠疏远"的观点是错误的。

最初，比昂发现自己被诱使去尝试进行针对个人的解析，就像他以往做过的那样，进行个体治疗或医治自己，这将意味着去摆脱恶劣状态。后来，比昂认识到，他试图摆脱恶劣状态的做法明显不适合作为团体治疗的工具。他发现，无论如何，他不能把针对个体的治疗方法运用于团体；并且，对个体进行解析是被一种依赖性团体基本假定诱入陷阱的结果，其目的是希望他来做这个团体的领导者，从而取代分析师的建设性作用——对这个工作团体提供心理支持。比昂写道：

> "我非常怀疑有任何真正的心理治疗可以奏效，除非团体的这些精神病性的模式能够被揭示出来。在一些团体中，这些模式可以比较早地被辨别出来；而在其他一些团体中，必须做一些工作，才能把它们显示出来。这样的团体很像这样一些接受分析的患者，他们在接受了几个月的精神分析之后，病情变得比完全没接受分析之前更重了。"

因而，当我们看到比昂不对团体中的个体进行解析的时候，看起来很像是在轻视地拒绝这个个体；但事实恰恰相反，比昂所认识到的是在他人中的个性。比昂认为，个体心理学与社会心理学的区别是基于一个幻觉。比昂相信，团体中的成员享有与他所感觉到的一样的感觉。因而，他的解析强调处于团体中的个体。我们认为，Pines 的"比昂不关心个体"的观点是错误的。而实际上，比昂以与Pines 不同的方式，表达他对个体的关心。

在北区军医院，比昂曾经提出了如下的教规：

1. 每人每天都必须进行一小时的身体训练,除非他有医学休假证明。

2. 每个人必须是一个或多个团体的成员，这些指派的团体将学习手工艺、学习军队的相应教程、学习木工技术、学习看地图、学习制作沙盘等。

3. 任何人都可以形成新的团体——如果他想这样做的话，其理由可以是因为没有适合他的特殊活动的团体存在，还可以是因为其他理由，比如，他没有能力加入到现存的相似的团体中。

4. 一个不能加入到他的团体中的人，可以去休息室。

5. 休息室将由勤务兵负责，并且，必须保持安静……

　　北区军医院每天还有一次30分钟的检阅，隐藏的、同时也是真实的目的，是使大家可以在这种活动中观察他们自己。

　　神经症的过度表达是团体的敌人，并且它也是作为一个整体的团体将要去处理的问题。乍一看，这种作用方式似乎具有战斗－逃跑性团体的全部特征。团体中有共同的敌人，但这个敌人不是个人，而是整个团体的弊病。但是，"共同的敌人"的核心是某些战斗－逃跑机制的元素，而不是理想中的团体结构的变化。比昂非常明确地指出，他所使用的模式是一种"饭桶军营"中的战时命令模式；这个团体是一个以战斗－逃跑为特征的团体，很像他后来讨论过的那种特殊的工作团体。那么，我们可以说，在北区军医院对飞行大队的训练中，比昂发现并利用了战斗－逃跑机制，但是，他把这种机制的使用提高到这样的水平，即他鼓励患者找出团体所面临的真正的敌人，而不是启动原始机制——把它们投射给别人，从而感觉那个人就是团体的敌人。

　　6年后，也就是1948年，Tavistock要求比昂主持几个治疗小组。在这些团体中，他运用了与北区军医院中用过的一样的原则，即个体的表达代表了团体概貌，他就是基于这样的原则进行研究的。对一个人的思想和感觉最了解的就是这个人自己。不难看出，在北区医院开展的实验与在 Tavistock 进行的治疗小组之间的连续性。人们可能察觉到，比昂处理团体向自身的投射能力已经被深深地内化。做一个来自个体的强烈投射的对象是难以承受的，而团体还会把这种个体投射扩大。我们认为，比昂处理来自第一个 Tavistock 治疗小组的压力、并很好地维持下来以便进行解析的能力，绝不亚于一个英雄。从那时起，很多其他的分析师和心理治疗师都根据比昂的方法来带小组，但是，作为一个先驱就意味着他必须忍受这样的恐惧：他正做的事情可能是愚蠢的。从此，团体治疗师已经取得了可以为他们提供支持的传统权威。

第二次世界大战之前，比昂已经从 Rickman 那里接受了一些精神分析。第二次世界大战开始之后，比昂不能继续接受精神分析了，因为他也参与了战时精神病治疗工作。1945年，他接受了克莱因的精神分析，在 Tavistock 带治疗小组的同时，他也还在接受她的精神分析。我们推测，比昂的情感能力的成长，应该部分地归功于同克莱因进行的个人精神分析。比昂逐渐地确信，克莱因的投射认同理论和偏执分裂状态与抑郁状态之间的相互影响的理论是正确的。

军队和教会可以作为特殊工作团体的例子。军队和教会这样的团体都产生自主流社会团体，其目的是为了对战斗－逃跑和依赖性基本假定性心理活动分别进行控制和引导，以便不妨碍工作团体行使自己的功能。军队为团体提供敌人，提供适于对付敌人的训练；而教会提供的是一个理想化的保护性领导者，一个我们都可以依靠的领导者。因而，我们可以看到，在这两种机构中，基本假定性心理已经被建设性地转化为工作团体。某些活动已经成了工作团体的一部分，以保证其他基本假定性活动不会干扰团体顺畅地行使功能。比如，当一个教会性团体有效率地完成了大量预期目标，教会会很快步入对上帝允许他们实现自己愿望的感恩，而不会感谢实际完成愿望的工作团体。这样，就可以保证这个团体仍然依赖一个领导者，这应该是一个不能现身的领导者，应该是一个不用主动的方式领导的领导者；否则，会导致现状的破坏。

　　就像我们前面提到的那样，比昂一来到南区军医院工作，就被淹没在人们对他的要求中。这可以被看做一种基本假定性依赖团体的人们所做的尝试，这些人不愿意为自己负责，他们把比昂找来做他们的领导者，一个他们在每件事情上都可以依赖的领导者。比昂对此的回应是，通过把共同的敌人定义为神经症，使部队的战斗－逃跑心理恢复，这就是一个工作团体应该做的。

　　正常情况下，一个团体中，工作团体与占优势的基本假定性团体共存。在一个像教会或军体这样的特殊工作团体中，工作团体会试图保证使适当的基本假定占优势，并且不受其他一种或两种假定的干扰。如果那两种假定出现，会导致整个组织的功能遭到破坏。同样，在治疗性团体中，工作团体也是存在的，基本假定性团体也一同存在，那个时候，这个假定性团体还是占优势的。既然这样，就不必预防出现像在军队或教会中出现的"一种基本假定性团体被另外一种取代"的情况，工作团体反而应该通过观察和解析利用这种变化。

　　通过对于军队和治疗团体的观察，比昂把战斗－逃跑团体的心理看做一种与恐慌有联系的状态。他认为，一位处于恐慌性逃跑团体的领导者，能够很容易地把这个团体转换为一个战斗单位；所以，在恐慌中，逃离和攻击是可以互换的。

　　比昂注意到，在团体中，当一种基本假定存在的时候，另外两种就没有，所以他提出了一个问题：另外两种去哪里了？为了解答这个问题，他设计了一个原始心理系统（proto-mental system）。他提出这样的观点，在人格中存在着一种"底层本源"（substrate）的东西，在这种"底层本源"中，躯体的和心理的还没有分化出来。躯体的东西和心理的东西，都可以从原始心理系统中流出来。因而，躯体疾病或精神痛苦，都可以代表来自这个原始心理系统的信号。原始心理系统既不是心理的也不是躯体的，而是一种躯体与心理的未分化状态。这个理论与 Hartmann 的理论有明显的相似性，Hartmann 认为，早期婴幼儿的自我和原我是未分化的。按照 Hartmann 的理论框架，在这个阶段，自我还没有被分化出来，因而，人格还是全趋力（all drive）或全本能的（all instinct）。而比昂也认为，躯体疾病、意外事故或有声的表达方式，都是原始心理系统的语言。在比昂后来的思想中，原始心理系统被划归到贝塔元素里面，它们可以表现为疾病、意外事故或有声的表达方式。从概念上去解释这种躯体与心理的未分离结构状态是非常困难的，而只有一个人做到了，那就是比昂。为什么团体中有一种假定在发挥作用的时候，另外的两种假定就被排除在外呢？因为它们已经被驱逐到原始心理系统中。

比昂认为，这些基本假定不仅存在于小的治疗团体中，也存在于构成社会的巨大团体之中。比昂认为，运用这种原始心理系统的概念来观察疾病过程的原始环境是可能的。

那些处于原始心理系统中的假定，仍然是活跃的，以至假如一种疾病的躯体表现很明显的话，也会伴有心理症状，这些症状源于被压抑并驱逐到原始心理系统中的基本假定。

比昂举了一个例子，当一个团体中战斗－逃跑式的基本假定占优势的时候，肺结核病发生了，而相关的情绪则来源于那些被驱逐和压抑着的依赖性团体假定。对于肺结核病的治疗，包括给患者安排满足强烈依赖性的环境、卧床休息或其他最低限度的活动、与外界压力隔离、含大量牛奶的饮食。换句话说，患者由成人状态转向儿童式的依赖状态。这就是伴随着相关疾病、被压抑的依赖性基本假定的自我表现。

例如，人们可以假定，在目前西方社会占优势的基本假定是依赖性的，它要求越来越多的资源，远远超出了它的真正需要。而配对性和战斗－逃跑性假定心理却被驱逐和压抑到原始心理系统中，处于一种躯体与心理未分化的状态。一种躯体疾病伴随着与配对或战斗－逃跑团体假定相应的情感反应。疾病的真正原因是占优势的团体基本假定，即依赖型假定。在以往的几年中，适合这种模式、并逐渐流行起来的疾病是艾滋病，它具有"让我们与它战斗"这样的暗示心理。

比昂也认为，金钱观的波动与基本假定的变化有关。他强调，基本假定与疾病或金钱观之间的关系，是一种可以互换的关系，而不是因果关系。就像雨、海洋以及蒸发之间的关系，是一种循环关系，而不是彼此因果的关系一样；因而，基本假定、疾病以及金钱观的变化，都源于原始心理系统。比昂曾经说过："当一种基本假定正作用于与之相关的感觉时，总是与韧性和独特性联系在一起的，一种假定恰好与一些化合物相对应。"比如，对于与依赖性团体的结构的联结来说，怨恨与挫折是不可分的元素。比昂认为，他的假定可以通过统计学方法的研究得到比较好的验证。

这里，对于前面对原始心理系统的评论需要加一个注解。比昂在他《团体体验》一书的简介中说，他认为，部分客体关系中的原始焦虑中，包含着所有团体行为的最基本的原始资料。他还说，基本假定似乎是对精神病性焦虑的防御反应。那么，这是一种新的理论观点吗？这与他的原始心理系统的理论一致还是冲突？无疑，在这篇简介中，比昂正在试图把自己的研究和理论，与弗洛伊德团体行为的观点以及克莱因的焦虑及部分客体关系理论整合在一起。有一件事情是清楚的，在这篇简介中，比昂进入了一种解释性模式中，而不是一种交互性模式。因而我们相信，在这里，比昂为了试图适应弗洛伊德以及克莱因的观点，而反对自己的观点。

那么，原始心理系统是原始的部分客体关系的合成物吗？或者是反过来的，原始的部分客体关系是原始心理系统的合成物？躯体与心理在本质上是不可分的吗？我们倾向于这样的观点：精神病的现象可以表现为躯体的，也可以表现为心理的。这种证据表明，原始心理系统是由原始的部分客体关系构成的；所谓"心理的"，就是"客体导向的"（object-orientated）。

在后来的著作中，比昂没有再使用"原始心理系统"这一术语，它后来被构成贝塔元素心理的那部分取代。他对贝塔元素的定义，的确非常适合他对原始心理系统地描述：

> "贝塔元素这个词，代表着最早期的母体或发源地，思想可以从那里诞生。它没有任何形式区别地同时具有非生命客体和精神客体的特征。思想是事物，事物也是思想，它们是具有个性的。"

比昂的团体研究是他后来的成熟理论的敲门砖，我们已经在前几章对那些成熟的理论进行了介绍。精神分析的体验使他能够澄清和扩大他的思想。他的阿尔法功能得到发展，并表现在他成熟的理论当中。与基本假定结为一体的原始心理系统是贝塔元素。比昂自己是一个母亲，一个在幻想或沉思中帮助贝塔元素转化为阿尔法元素的母亲。这些阿尔法元素会及时地被转化为概念，然后形成网格图中那种假定性的概念化科学系统。

迄今，比昂在 Tavistock 诊所进行的团体研究，已经成了团体心理治疗的经典性和开创性方法。他的方法也受到一些人的严厉批评。而比昂所构想的，远比团体治疗宽泛得多。他研究了团体中人们是如何发挥功能的。他正在为他的理论寻找更加广泛的含义。

在心理治疗或精神分析配对中——那是两种假定团体构成的一个团体，我们同样可以看到现成的趋势或"化合价"（valency），这是一种形成基本假定性团体的趋势，一种从在一起工作得很好的、有希望的配对性团体，转向纠缠性施虐受虐的战斗－逃跑团体的趋势。因为分析师或治疗师情愿的默许，那种依赖性团体甚至更容易被掩盖，治疗师被视为一个慈善的人，他是"最知道"的，由于他的存在，团体就不必为自己负责了。我们都有形成团体的倾向，包括分析师和治疗师都不例外。

比昂的著作《未来论文集》，通过展示大家在一起时表现出来的各种团体，来说明人格的多重性。在这样的聚会中，我们除了试图理解含义，还可以看到基本假定性聚集的形成，这种聚集的形成，是对抗这个工作团体的活动的。比昂把这种关于团体的概念运用到了个体中，即团体或个人是反对从体验中学习的，是反对保持一种开放的心态、等待对无穷的思想进行思考的。

依赖性团体的文化，是俄狄浦斯情结没被修通的一种表现。当弗洛伊德最初为这一主题勾画轮廓的时候，把它归类为儿童对与其性别相反的双亲性欲渴望的范例。后来的分析师已经阐明了这种现象的情感意义，而非性的意义。弗洛姆对此作了最清晰的描述：

"我们只有把性的范畴转化为个人关系的范畴，才能真正认清弗洛伊德伟大发现的完整意义。乱伦的本质，不是对家庭成员的性渴望。我们将会发现，这种渴望，只是儿童对于那些必须依附的、保护他们的人物的更加普遍、更加基本的渴望的一种表达，而母亲是最早、最有影响的保护者。胎儿与母亲生活在一起，并依赖母亲生活。降生这一行动，仅仅是独立和自由的第一步。降生后的婴儿，在某种程度上，仍然是母亲的一部分，是母亲的包袱。而他作为一个独立的人的'降生'，是一个需要好多年的过程，实际上要持续一生。在心理上而不是在生理上剪断脐带，在人类的发展上，是一项伟大的挑战，并且也是人类最困难的工作。一个只有与那些原始纽带——母亲、父亲、家庭联系在一起的时候才会感到受保护、感觉到安全的人，还是一个心理胎儿，需要一个什么人来为他负责。他会避免那些令人焦虑的体验，这种体验是在这种情况下产生的：就是把自己视为一个与别人分开的实体，需要为自己的行动负责，需要做出自己的判断，需要把自己的生活掌握在自己手中。如果仍然是一个心理儿童，这个人不仅能够避免为了彻底认识到'自己与别人是分开的实体'必然会面临的焦虑，还可以享有投射性的满足、享有温暖、享有属于他在童年的时候有权享有的毫无疑问的满足。他将无法成为一个完整的人，无法发展思考和爱的能力。"

在弗洛姆做出了由性向个体关系的转化的同时，比昂也做出了由"性的"向"情感的"的转化。

第十三章

精神病现象学

人怎样了解痛苦……它是如此地隐晦难懂，以至它的强度真是剧烈呀，剧烈到无法忍受，所以，必须消灭它，即使那"消灭"是对现实中的某人的凶杀，也在所不惜。不是吗？

——比昂

1950—1958年，比昂写作并发表了几篇关于精神病过程的文章，此后，他在《从体验中学习》《精神分析的元素》以及《转化》三部著作中对新的理论进行了探索。他针对精神病性精神障碍患者的工作，对他后来关于思想的理论产生了影响。他早期关于精神病的文章以及对于这些文章的注释，发表在《第二种思想》里，这些文章写于上面提到的"三部曲"发表之后的1967年。在对这本书的介绍中，当谈到对精神分析小节时，比昂说：

"对我来说，似乎总是这样——这样的报告对于异议是开放的，所给出的描述和解析，都仅仅是对同一事情或同一事实的两种事情的两种不同描述方式。随着时间流逝，我的不确定态度逐渐变得成熟起来，才能逐渐确信自己的

看法。"

　　每一种表达都永远是一种转化；因而，描述和解析只是对同一事件的两种不同的表达。

　　对于比昂来说，思想就是一种转化。这是他关于思想的理论的本质。这种观点在"三部曲"中得到发展，最终在《转化》这部专著中得到最完整的表达，即在精神分析小节中所发生的，是对同一情感事件——O 的不同转化方式。所以，我们安排了有关精神病的这一章，以便对比昂的理论进行详细阐述。本章集中于比昂在最初的工作中对于精神病或严重精神障碍患者的观察，并把这些观察与他后来对理论的进一步详细阐述联结起来。

　　当写作关于精神病患者的文章时，比昂不仅涉及了表现出思想障碍的明显的精神病患者，也涉及了边缘障碍以及神经症患者的精神病性人格部分。因而，所描述的有关精神病患者的机制，并非由深奥的理论构成，而是可以用于所有患者，也包括我们自己。在任何人格中，精神病部分的优势超过非精神病部分的时候，都会妨碍心理功能的正常运行。

　　在这篇文章中，比昂把语言性思想（verbal thought）视为一种能力，而精神病患者难以获得这种能力，并且，由于这种能力会使他接触到自己内心世界的心理现实，所以，他憎恨这种能力。比昂把那些前语言（pre-verbal）性思想概念化为一种像象形文字似的心理图像，这种心理图像可以传达一部分心理现实，并能够联结在一起。随着比昂关于思想的理论的发展，这些术语将被包括在一个完整的思想装置之下，那个如象形文字似的可见意象源自阿尔法元素。

精神分裂症性语言

在比昂的那篇《有关精神分裂症的注解》中，他描述了精神分裂症对语言的不适当使用。比如，当一个行动是适当的时候，他把这个行动当做一种思维模式。例如，一位女士想去买肉，但她却发现自己来到鱼店里。于是，她认为鱼贩将会卖给她肉。在精神分裂症中，语言可以被用做行动。比如，在投射性认同中，把词语当做事物推进到分析师体内；或者是更特别的，当分析师被感觉为是具有伤害性的时候，被分裂的分析师心理可以引起患者的矛盾性思想和冲突性解析。

从这些例子我们可以看到，比昂是怎样想到网格图中横轴的概念的。想必他后来看到了上面所列举的那种把思想当做行动的情况，这是一种人格中精神病部分试图干扰会导致变化的思想的过程。

这篇文章以及接下来的另一篇文章——《精神分裂症思想的发展》的焦点，都集中于语言和语言性思想，以便能够描绘分裂和投射性认同在攻击现实原则的需要所要求的意识装置方面的作用。

毁坏了自己的与语言性思想的发展密切相关的意识装置之后，精神分裂症患者会感觉被自己的心理状态囚禁了，因为他不能通过使用语言性思想逃离，也就是说，他不能用词语表达自己的感觉，或者说不能为一种持续性关联命名，而命名可以使意义得以发展。他已经毁坏了逃跑的钥匙。在精神分析中，精神分裂症患者开始发展语言思想的能力，开始发展从内心的囚禁中逃离的能力。但是，此时，他会意识到自己的比较多的痛苦的抑郁感、负罪感和焦虑感。于是，精神分裂症患者会把这种新获得的语言性思想能力分裂出去，把它投射回去还给分析师。但无论如何，此时，思想的缺乏使患者感觉到自己患了精神病。有时候，他相信，就像普罗米修斯，他由于胆敢获得那种能力或者获得分析师从他那里偷走的别的什么东西，而正在受到惩罚。语言性思想能力的获得是精神分析的转折点；但是，比昂强调，在这个时候，患者会因为可以意识到他的幻觉和妄想而憎恨分析师，憎恨分析师给他带来了这种极度不安的意识。患者会试图通过微小的分裂（minute fragmentation），把这个过程再次翻转。

按照比昂的思想理论，语言性思想的获得，通常将被包含在思想的装置的发展之下。在《有关精神分裂症的注解》中，比昂也谈到，按照♀♂的观点，我们现在可以把囚禁（imprisonment）的意义视为是与思想过程的破坏相关的东西，即♀碾碎或囚禁♂。一个逃避情感痛苦的精神病患者，只能被♀碾碎，成为无意义、成为死一般的僵化。

在《有关精神分裂症的注解》中，比昂也主张，在对精神分裂症的分析当中，反移情发挥着重要作用。但是，在后来的著作中，他使用了弗洛伊德对反移情的最初定义："反移情发生在分析师身上，是患者对分析师潜意识感觉施加的影响。"并且，比昂反复强调，反移情在精神分析中没有位置，它唯一的意义就在于要求分析师接受进一步的精神分析。这暗示着一种转移，一种从"患者对我做了什么"的立场向专注于把体验和体验的转化结合起来的转移。

致命的最高权力

在比昂关于精神病的文章中，他强调了冲突在理解精神分裂症方面的重要性，那种冲突就是，摇摆于生本能与死本能之间，从来都不能确定。他还指出，

"精神分裂症患者已经被这种冲突吸引住了，一方面是破坏性，

另一方面是施虐，最终从来都不能解决。"这涉及的是破坏性冲动占了优势，这是精神分裂性人格的特征，所以，即使释放出爱的冲动，也将被转化为施虐。这种从来不能被解决的冲突属于人格的精神病部分，从而导致患者产生无望感；当生本能占优势的时候，希望重新燃起；当破坏和施虐冲动卷土重来的时候，希望再度遭到破坏，此时，常常会出现明显的攻击，或破坏任何已经获得的进步，一个负责碾碎的♀再度采取行动。

经过一番激烈的斗争之后，一位吸毒者放弃了吸毒。他感觉有更多的活力了，并且可以去思考。他谈及想要恢复学习。在一个星期五，他的材料就有了一种平庸的特性，他显得没有兴趣，处于一种分离状态，对于自己的发展既没兴趣也不快乐，也没有对未来的焦虑。可是，分析师有一个印象，就是患者的戒备和控制。那个晚上，这位吸毒者又服用了大量毒品，辱骂他的朋友，并失去了自己的工作。在决定吸毒前不久，他意识到了一种孤独感，他发现那种孤独感是无法忍受的。这种循环在多种场合、以多种形式重复着。一旦生的力量坚持自己的权力，他就可以体验到痛苦和希望。至少在最初那个阶段，这些是无法忍受的，于是，破坏那方面就会来接管，就会无法抵抗地、跌跌撞撞地向前，准备破坏已经取得的任何进步。他也会乐于去破坏他认为属于分析师希望的东西。事实上，希望所唤起的常常是施虐性的攻击。

比昂在后来的著作中强调，被唤醒的不仅仅是痛苦的抑郁情感，还有一种对于变化、未知、对新体验开放的强烈恐惧。

破坏了一段时间之后，生命的力量再度复苏，导致进一步的发展，直至受到破坏性的挑战。移情关系会过早地形成，其特点是黏性和脆弱。

一位刚刚接受精神分析的患者说，精神分析对他没有影响，他还不能确定是否继续；分析师在这时暂停一下，对患者是比较有益的。这个例子就是比昂所说的比较脆弱的移情。但是，这位患者对分析师有一种稳固的依恋，这么说的根据是：当进入房间的时候，他对分析师的表达进行详细研究；在分析过程中，他密切监视分析师，对分析师的思想全神贯注；此外，他还对分析师提起的一个晚会很感兴趣；他使用分析师常说的话、读心理学方面的书籍等等。但是，所有这一切都不会增加情感上的接触。

比昂在1967年写的《有关精神分裂症的注解》中，把移情描绘为一种经常变化的状态，并且，他用几何学的图像性术语来描绘这些不同。一个线性移情是这样的：分析师与患者之间的联结是一条没有宽度的直线；但是，在某一时刻，这一纤细、黏性很强的直线会转换成一个"单层分子"的表面或平台。可以在移情中看到这种情况，此时，患者似乎与分析师有一个密切的接触。比如，一位患者总是会非常精确地获得分析师度假的目的地。另一方面，分析师对将要到来的对这个患者的精神分析感到头疼。这位精神病患者对精神分析是这样评价的："孩子在楼上，这足以使你感到头疼。"但是，尽管患者有对分析师的各种情绪，其移情还是如此脆弱，他无法对那些情感做出区分；比如，他不会认为分析师的伤心比微小的敏感有更大的意义。

当患者试图拓宽这种移情关系的时候，他会受到混淆状态的困扰。混淆状态的产生是通过过于活跃的投射性认同的作用。对此，比昂是这样描述的：

> "受到逃离这种混淆状态的愿望驱使，并且受到（暂时由次要本能产生的优势冲动的）损毁或切断的困扰，患者会努力重建受到限制的关系，从而再度投入到以没有特色为特点的移情中。"

因而，在对精神病部分占优势的患者进行精神分析的时候，其特征就是受限制状态与比较开放状态之间的交替。我们在这种情况下可以看到这种现象：当意识到一点心理现实之后，紧跟着，在接下去的分析中，就会出现没有材料可以分析的情景。

对心理现实的憎恨

就像在第七章中描述的那样，精神病患者害怕思想的整合，因为这将使他暴露在可怕的境地，那是他自己不愿意意识到的，尤其不愿意暴露在一个残忍的超我面前。当他自己的人格中有一个残忍的暴君想疯狂地发泄破坏时，这个人是不想知道这些的，并且，可能非常害怕这些"残忍的暴君"用无情和报复性的批评来攻击自身原始的超我。于是，这个人就与自己的感觉断离了，需要好多年的精神分析，判断力才能浮现出来。也就是说，他感觉似乎自己在地狱里面，所以，他必须切断感觉，以便可以生还。但是，这是一种代价极大的生还，这个代价就是不能去爱，或者过着一种不能工作的生活。

不过，精神病患者所害怕的不仅仅是残忍的超我，还有对心理和外在现实以及任何会导致对这些现实的认识的憎恨。事实上，比昂在他生命的后期曾经试图阐述，他从没有发现什么证据证明超我、自我和原我的存在；他所能发现的，就是一个碾压性的、损耗性的道德——一个♀，它把生命和生命的活力碾碎。在有关精神病的文章发表大约10年后，在为《第二种思想》所写的注释中，比昂是这样描述精神病患者的："似乎对于意识到的心理现实感到很奇异，并且，似乎受到心理现实的伤害。……心理现实……意味着全部的情感快乐与痛苦。"在某些方面，精神病患者似乎存在着特殊的困难，那就是从生命的开始，他们似乎就"早熟"地意识到面临着一个心理问题，而这个问题不能仅靠躯体活动来解决；乐－苦原则必须在内心世界发挥作用，而不是通过身体官能去完成自己的满足。我们需要基于这一点点的东西，进行进一步的详细阐述。这似乎是非常矛盾的，精神病患者居然"知道"他有一个问题，一个不能通过娶一个合适的妻子、找一个满意的工作、和一个好邻居生活在一起、有足够的钱过一种高标准的生活来解决的问题！我们推测，这种知识存在于人格的非精神病部分。因而，似乎乐－苦原则存在于心理世界，而不是感觉官能范畴。这里似乎意味着，在"正常人"的心理层面，存在着一个不同的乐－苦支配区。换句话说，就是现实优势支配区。不过，这个现实来源于价值观，而不是等同于无机界的那些价值。

一个儿童把一些无法忍受的东西传送给他的分析师，这种传送是通过尽其所能，把一些无法忍受的东西排泄到"奶瓶"里而进行的；仿佛是要把这些感觉驱逐进客体，看样子，好像能达到爆炸的程度。紧接着，尽管天很热，这个儿童还是会关上窗户、打开制热器、弄出一种加速旋转的声音，好像他正在摆弄一个旋钮，正在为一部车子加速。他告诉分析师，他的一个朋友就是这样快地为他的车子加速，温度会很快就达到沸点。随着房间温度的稳步上升，他说他感到冷，并且，他由于很冷而在制热器前缩成一团。分析师发现，制热使人窒息，而他不知道，针对孩子内心开始升腾起来的恐惧感可以做些什么。

这是一个无助和恐惧的搬运过程，恐惧和无助所涉及的是一些难以控制的感觉，这些感觉被体验为以一种逐渐增加的速率强行推进到一个物体里面的过程，并且，不知道这个过程是否能停止、什么时候能停止。这是一种精神病性体验，仅有的、可能用来处理这种心理世界问题的就是乐－苦原则。他还没有能力忍受，而忍受将使他能够开始思考，并通过思想把自己从这些负担中解放出来。

精神病患者会感觉遭到在他体内逐渐增加的刺激的轰击，而他还无法处理那些刺激。他感觉恐惧正在增加，但是他无法停止恐惧的输入，于是，他把自己的精神装置粉碎，以便彻底除去这些体验。为了删除这种无法抵抗的心理现实，人格的精神病部分会毁灭任何可能导致意识到这些心理现实的东西，任何导致思想、从而导致意义的发展的过程都被破坏。这包括所有包含在下列词汇或符号中的东西——阿尔法功能、♀和♂、PS ⟷ D 机制，也包括任何具有把两种思想联结在一起的功能的东西。在生命早期，这种破坏性活动就发生了，所以可以肯定地说，人格的精神病部分的发展是从那时就开始，并一直延续着，它完全不同于人格的非精神病部分的发展。

为思想过程提供材料的感知装置甚至也会遭到攻击和破坏；诸如意识层面的知觉、注意、判断以及记忆，都会遭到破坏和攻击。这种攻击是通过损毁性的野蛮行为进行的，会导致有利于对内在和外在现实的认识的心理的各个部分，粉碎成碎片或微小的颗粒。然后，那些粉碎的颗粒被猛烈地投射出去，投射进入空间和外部客体，把他们吞噬，或者反过来被他们吞噬。患者觉得，自己被那些多种多样、变化多端、险恶的客体包围着。这些对于精神装置的粉碎性攻击以及随之而来的碎片的四处投射，是区别人格的精神病部分与非精神病部分的主要特征。

被投射进入客体的东西所涉及的是比昂所说的"奇异客体"（bizarre object），它们都是由感知性外部客体构成；人格碎片以其特有的功能被排泄出去，成为这些感知性外部客体。这种客体被视为是有敌意的，甚至更可怕、更强大，超过把可恨的碎片从人格中排出的力量。因而，如果被排出的是视觉功能的话，那么，被吞噬的客体或进行吞噬的客体，会被感觉为正带着极大的敌意看着精神病患者。如果把"恶意"地看着患者的客体看做一个杯子、一张图片或一副眼镜时，那么其中的精神病成分就是很明显的；如果这个客体是人的话，他就更应该被隐藏起来。比如，某个把视觉功能排出的人可能会相信，他妈妈、爸爸、兄弟、姐妹、妻子、孩子以及邻居都正在看着他。一个分析师或治疗师可能常常会说患者的母亲可能是阴险的，意思是说，她在现实中与患者描述的相似。这种说法没有包含对母亲的一种投射性攻击元素，并因而使患者失去了自己的一部分的可能性。精神病常常隐藏在这种方式中。

读者将会回想起前面讨论过的：阿尔法功能的逆转会导致贝塔元素的产生，并伴随着人格对贝塔元素的依附。上述过程，可能与前面谈到的奇异客体是同样的；思想回归到非思想，但由于憎恨而带有险恶的特性，这些"非思想"会被驱逐出去。

精神病：一个错觉的世界

在错觉的形成中，心理装置中精神碎片的爆发发挥着作用。这些错觉常常是错觉情绪的结晶，在这种错觉中，承载着爆发出来的精神碎片的环境，被体验为是离奇和有威胁的。患者会试图尽力使用奇异客体，去为他的心理状态构筑一个意义，很像弗洛伊德描述的 Schreber，他试图通过自己的错觉构筑自己的世界。这些患者破碎判断的奇异粒子的存在，给人一种感觉，就是他们相信错觉性感知力。

边缘性或精神病性个体有一种强烈的感觉，即外部世界的事件都直接与他本人有关，那是一种自我参照（self-reference）观念。比如，一个青春期年轻人，当她看电视的时候，认为电视里那个播音员正单独对她讲话，以至各条新闻消息都是一样的，都是她内心与自己对话的一部分。她会感觉到，广播的无线电波或者甚至空气都充满了微小的、有敌意的人格碎片，因而，对于精神病患者来说，这是危险的。

奇异客体不能联结在一起，它们仅能聚集成杂乱的一团。奇异客体与贝塔元素很相似，或者，它们就是贝塔元素。尽管贝塔元素不是思想，但是它们具有成为思想的趋势，就像前面曾经说过的那样，那是它们的取向。当描述投射出来的贝塔元素时，比昂建议，它们在分散过程中可能形成一个网状物，很像♀的原型正在寻找某些事物，那些事物能够使它们成为可理解的，也就是成为连贯一致、条理分明、清晰易懂的。它们也可以被看做正在寻找♀；并且，如果它们真的遇见了♀，就能够集结成团去形成♂。如果找不到♀，贝塔元素的网状物就会变得更加具有抑郁性伤害的特征，更加贪婪，对排出它们的客体更有威胁。

比昂也描述过一种错觉，这种错觉发生在前概念与认识匹配、但因为匹配不紧密而还没有被完全饱和的时候；这样，一个概念化的东西或一个错误的概念就形成了。

患有精神病的个体不能用象征来表达这一事实，与这样一种方式有关，这种方式就是：因为含有自身人格功能的碎片，所以对精神病人来说，外部事件就获得了极端个人化的意义。因而，一些外部事件，仅仅针对精神病患者本人来说，被感知为是"象征性的"。也就是说，实际上，它们是假象征，不是可以被别人分享的象征，它们只是精神病患者为弄清自己内部世界所做的尝试。这种假象征的最著名的例子来自一个 Bleuler 的患者，她相信她怀孕了。她说："我听到一只鹳正在我身体里拍它的翅膀。"听见育婴的鹳拍打翅膀的声音，就相当于她怀孕了。

被那些"阴险的"奇异客体包围着的患者，生活在对即将来临的"毁灭"的恐惧之中，因而，在几乎无法忍受的处境下，她解决自己初始问题的方法会把她带入一种恐惧的情境中。对于非精神病来说，这些客体是没有生命的；而精神病人却会把它们搞混，对这些精神病人来说，这些客体是被赋予了生命的，它们被视为外部客体与心理客体的混合物——包括概念、感觉和超我，或者像注意和判断这样的自我功能。它们也与肛欲性客体有些相似，因为它们具有通过肛门把物体排出的幻想。

对联结的攻击

对于思想过程的攻击，会破坏对外部和内部现实的认识能力。有效地进行这种破坏的方式，就是对任何联结——那些把没有语言功能前的表意符号，与导致后来出现的语言性思想的发展连接在一起的联结——展开攻击。现在，我们将会看到，任何与思想装置的机制有关的联结都会遭到攻击。遭到攻击的联结，是那些可以有效地促进配对的结合的联结；比如，母亲与儿童、分析师与患者、自身的各个部分、前概念与认识之间的联结。在那篇《对联结的攻击》的文章中，比昂一一列举了各种攻击的例子：对双亲配对的攻击，以结巴的方式展开对语言交流的攻击，对原始的投射性认同的攻击，对幼儿与母亲之间的联结的攻击，对于通过心理的发展而取得成功的攻击。后面这种特殊的联结，会受到不能忍受母亲内心平静的儿童的嫉妒性攻击，就是说，获得忍受能力的儿童，又把这种忍受痛苦的能力投射回去，还给母亲。

在《有关精神分裂症的注解》中，比昂再次谈到了患者试图攻击分析师与患者之间潜在的联结，这种攻击是通过尝试使分析师的前概念"饱和"来进行的。比如，通过刺激分析师的记忆或欲望，以便使分析师的前概念不再能够与合适的认识配对。他们已经被记忆和欲望中的感觉充满。

由于破坏，两个客体就不能以有效的方式结合到一起；那种有效的联结方式是一种原型，那是一种被称之为共栖性联结♀♂

（Commensal）的原型，这种方式的联结可以对彼此都有益。因而，这个象征所代表的联结的形成就变得困难了；在这种联结中，两个客体来到一起，展现它们的相似性，但是保留各自的特性。比如，一只具有悄悄进出房间能力的猫，可以是悄悄地进入另一个人内心的象征。对一个在去接受精神分析的路上，遇见一只猫的年轻的精神病患者来说，这是他已经悄悄地进入分析师内心的证明。

当这种对于联结的攻击发生的时候，联结碎裂了并被投射出去，导致患者被微小残酷的联结包围起来，这样的联结可把奇异客体联结在一起，但是很残酷。

过多和过猛的排出，也会干扰内射和同化作用的平稳进行，而这是为语言性思想的发展提供坚实基础所必需的。过多过猛的排出，会被体验为程度变化多端的侵入过程，会干扰一次分析中材料的流动。这是对联结的另一种攻击。

一个患有精神病的男孩的例子可以对此做出解释。他非常轻柔地从硬盖下面抽出软垫子，像对待一个孩子一样看护它，轻轻地摇、轻声地对它说话，只是偶尔突然对它喊叫，以便示范它当时由于恐惧而怎样颤抖。在几个月的精神分析中，这种情况一直持续着，在这段时间里，男孩会突然、意外地袭击分析师，导致一种令人担心的心理状态，这妨碍了平静的感受性；从比昂关于思想的理论的角度看，它干扰了前概念与认识的匹配过程，妨碍了容器与被容纳者的关系，而这种关系会引发可信赖的关系的建立。这是一种针对联结的特别类型的攻击。

人格的精神病部分会破坏任何增加分析师洞察力的交互作用，因为这预示着发生变化及情感痛苦之类的危险。比如，在一例精神分析中，许多天过去了，分析师对问题还是没有领悟。那么，这会出现下面两种情况之一，要么患者把解析和分析中的联想完全从自己的思想中删除；要么就是他取消随后的这次分析，这样一来，就中断了理解的流动。这是另一种攻击联结的例子，这种攻击针对着分析师正要整合完全不同的元素的那一点上。

这种破坏过程也可以运动行为的方式表达。比如，唐突地坐在躺椅上，走出分析室拒绝讲话，试图勾引分析师共谋——如进入施虐受虐关系、一种在内容和形式上比较巧妙的演说——它给分析师的头脑中填满了信息，但没有什么事情被唤起。所有这些以分析师为受体的外部行动，都是针对患者自己内心的内部行动的象征。

自大、好奇、愚蠢

另一种攻击特别重要的联结的例子，可以在《关于自大》这篇文章中找到。比昂意识到，某些投射性认同的使用，会在情绪层面上确保得到有价值的体验。比如，把自身不好的部分放到客体里面，这样，他们就可以成为比较容易忍受的了；也可以投射好的部分，形成一个被理想化的客体。对此，比昂有下面的描述："和这种体验相关的是一种与自我接触的感觉，我相信，这是一种原始的交流方式，它可以提供一个基础，一个语言性交流最终可以建立于其上的基础。"这是一种方法，凭借这种方法，儿童可以把自己的情感状态传达给他的母亲。母亲忍受和加工这些情感状态的能力，尤其是忍受和加工令人恐惧的那类情感的能力，使儿童能够以一种容易处理的形式把那些情感材料取回来，并且逐渐把这种加工情感体验的能力内射进来。如果母亲的客体对这些投射是非接纳性的，并且不允许它们进入的话，那么，这个母亲会被体验为不能参与这种交流方式，因而，对于儿童试图思想的努力是有敌意的。对儿童来说，这是一种灾难性的情景，他大概会在努力弄清楚自己的世界这方面，觉得希望破灭（或感到挫败）。结果，他就会发展出一种具有某些特殊性质的、有敌意的超我；这些特征包括否认投射性认同的使用，即不通透性。这种超我，存在于边缘型人格障碍和精神病患者中。

在另一个患者中，也出现过类似的情景。在这个患者身上，比昂观察到，好奇、愚蠢和自大持续地同时出现。在《关于自大》这篇文章中，比昂是这样定义自大的："我希望被冠以自大的这个词的含义是，假设在人格中，生本能占优势的话，自豪会变成对自己的尊重；死本能占优势的时候，自豪会变成自大。"就比昂的角度看，俄狄浦斯在死亡本能的支配下，对真实的不计后果的探究，就是这种自大的例子。他把这看做一种核心问题，从而为神话研究开辟了新的领域。俄狄浦斯没有能力去处理他所发现的真实，真实所唤起的，是一种破坏性冲动，而不是补偿性的。在精神分析中，对真实的追求，无论以什么为代价，感觉上都意味着一个要求，要求在不丧失一个人的心理平静的前提下，有能力接受和容纳投射性认同。这种要求，鼓励和邀请憎恨及嫉妒性的攻击。

在对一个带有明显的负性治疗反应的特殊患者的分析中，比昂观察到，临床材料中存在着一些好奇、愚蠢和自大的表现。这也是一个同时出现的例子，它已经被注意和命名，最终找到了原始心理灾难的意义。

比昂描述了那种不断受挫的努力，努力在自己和这个特殊的患者之间建立语言性的交流。有时候，障碍似乎在比昂这边；有时候，是在患者一边；有时候，是在两者之间。当患者把分析师认同为障碍性力量、并带有他（分析师）不能承受"它"的观念的时候，一些澄清性的解释开始出现。

同时，也重复出现一些与好奇和愚蠢相关的东西，它们似乎在平行地增加或减少。在后来对《关于自大》这篇文章的注释中，比昂说，要点是好奇心的作用得到证明，而它的名称不是很重要。换句话说，重要的是，在活动中这些特点的同时出现，而不是提到它们的名称。

自大可以以多种不同形式即不同名称出现。后来，客体——在那时是分析师，明显地不能承受的是患者的交流方法，那不是语言性的，而是投射认同性的。患者会感觉到，分析师在用语言性的交流攻击他的交流方法。

障碍性客体被体验为是对他好奇的，但是，对他的交流方法是有敌意的，这实际上是投射性认同。从而，这个客体会通过各种愚蠢的方式，对他的这种交流方法制造破坏性的、损毁性的攻击；就是说，客体使自己显得太愚蠢，以至无法理解被投射出去的体验。结果，就是一个心理层面的灾难，因为这是对它们之间的原始联结的破坏。另一个结果，就是原始超我的发展，这个原始超我拒绝投射性认同的使用。

有一个患者就展示了这些过程。对于分析师的外貌、衣着、出版物，她显示出一种强烈的好奇心，但是，总是从任何移情性领悟中撤出来；她声称，对于那些东西，她不想知道任何事情。她没有感觉到被理解，而分析师感觉到，她对于解析持封闭态度。在与分析师相关的工作和实践方面，她的态度显得极其自大。在某几次分析中，实际上几乎没有什么对话；在此期间，分析师已经可以意识到一种婴儿的恐惧感，感觉好像要从高处坠落，那是一种前语言性焦虑，很久以来都被阻塞着，无法表达。

这种攻击投射性认同的交流价值的原始灾难，可能仍然被隐藏在一种表面上的僵局状态中。

粗暴的超我的发展

粗暴的超我源自如下的方式中。当一个外部客体不能接受婴儿的投射时，会被感觉为对婴儿探索客体的尝试抱有敌意；如果这个外部客体被感觉为是有理解力的，会唤起婴儿的嫉妒和憎恨，导致客体被转化为一个贪婪和嫉妒的客体，这样的客体会贪得无厌地摄入情感体验、会夺走婴儿的养分。客体被置于一种退化状态，不能通过为投射赋予意义而使其变得可以忍受。则婴儿所接收到的、从母亲那里返回来的，就是一种无意义的被强化了的恐惧。这会导致在婴儿内心建立一种结构，这种结构不仅对投射认同有敌意，还会故意地误解它。阿尔法功能没被建立，婴儿还不能意识到他自己，还不能使用感知来赋予世界以意义。因而，他未发展的意识还不足以应付现实；更何况，他还有上述的以误解交流和体验为目的的内部客体和超我。

精神病人进行思想的努力

精神病人会以一种不寻常的方式运用词语，不是根据现象。也就是说，是根据观察者看起来的那个样子，而不是事物本来的样子——事物的本质；而事物的本质，是即使没有观察者，也应该是那个样子，因而，事物的本质是不可知的。精神病人是这样运用词语的，好像词语就等同于事物本身。换句话说，他把事物本身理解为与那个概念是同一个东西，以至如果客体谈到某些方面的行为时，精神病人会感觉到他的心理正受到干扰。

尽管精神病人不想体验使他极端痛苦的对自己现实的认识，但他的解决办法导致他被囚禁在一种不能获得满足的精神状态中；他不再能弄清他的世界，他一时失去了对现实的意识能力，他不能做梦，他不能运用象征符号。他已经破坏了使他可以意识到自己、思考自己的模式的方法。

精神病人试图把"奇异客体"当做概念、思想或词汇用，并且，不能理解为什么不能用这种方式使用它们。在试图思考的时候，他竭力把它们摄入自己的内心。由于他不能适当地内射，他就必须以一种原样奉还的方式，把那些排泄出去的东西再摄取回来。因而，他感觉到，自己被嵌入到多个奇异客体中的那些部分，必须被强迫地返回给自己，那是通过一个想象层面的身体孔洞返回的，排泄它们的时候，也是通过这个孔洞。由于联结已经被破坏，当被原样奉还地返回来的时候，这些被排泄的碎片不能联结起来，代之以把碎片凝聚成块、挤压或熔化。任何的联结都是猛烈的，因为它们是在憎恨的驱使下被排泄出来的，所以，它们可能被体验为一种躯体性的痛苦幻觉。

　　一个患有边缘性精神障碍的男孩，当谈到他对爱、对被重视的绝望的时候，对他的分析师不靠近他坐而大叫，而且，说分析师还要打他的屁屁。他把分析师的话体验为一种痛苦的事情，一下子就捅到他臀部，而不是进入他的耳朵或内心。就像上面所显示的那样，精神病人使用词汇的时候，似乎把词汇就当做具体的物体，而不是一个代表持续地同时出现的事物的概念性符号。他把自己那些痛苦的部分猛烈地抛出去；在这种情况下，对这一过程的理解，会唤起痛苦难忍的感觉。他把被投射出去的东西再返回来的推动力，视为艰难、痛苦的东西，那意味着分析师正在试图强迫它们返回到他身体里，还可能带有性攻击的含义。比昂说："是否患者会感觉分析师把什么东西放到他身体里了？或者，是否患者感觉他已经摄取了那个东西？是否患者感觉这种进入是一种攻击，是一种客体为了侵入他而强行建立的关系？"

无法忍受挫折

　　人格的精神病部分对挫折是无法忍受的，因而，可以导致思想和思考的阿尔法过程将不能被激活；当然，阿尔法功能已经被破坏或逆转。这样，情感体验就不能变成有意义的东西，它们的意义被弄空了；此时，容器与容纳物机制所发挥的作用是破坏意义，而不是促进彼此的成长。就像上面提到的那样，已经形成的阿尔法元素被返回来，转化成类似贝塔元素的东西，但是带有一些附着于其上的人格性的东西，比如与肛欲期客体或超我有关的令人恐惧的特性。这些人格化了的贝塔元素，就是奇异客体。

　　一位女士可以理解对她做的解析，并且在她与分析师之间有一种合作的感觉，但是，下一次，在她心里，分析师已经被转化为一个凶暴的、像纳粹的施虐狂，他对她讲话，仅仅是为了伤害和破坏她。在工作的时候，她也感觉被攻击、受轻视。阿尔法功能的反转已经发生，并且，她的工作搭档也被转化为奇异客体。

　　以上的过程，就是人各种精神病部分的工作过程，这个过程会导致思想障碍、导致意义的破坏、导致感知的异常，包括幻觉和人格退化。思想的障碍，是对患者所做的沟通努力的束缚，它会破坏意义，而凭借意义，可以使患者与自己和他人的沟通得以发生。此外，患者很害怕来自奇异客体的威胁的存在，也害怕被消灭。

　　在精神分析期间，精神病患者可能希望与分析师沟通，但是，他不能用通常的语言方式进行，因为他已经严重地损害了自己的语言性思想。他所希望沟通的，不能被命名；取而代之的，只能是分析师通过患者能提供的无论什么方法，去直觉地感觉。这可以通过详细描述的身体的移动、通过使用意象或通过象形文字来完成，这些材料已经被储存在记忆中好长时间了。这种象形文字可以被用于传达意义的多样性。它不是一个象征，而是一个心理事实的凝聚，患者希望把它传达给分析师。它可以被做得非常艺术。

其 他 问 题

比昂说，在分析一个精神分裂症患者的时候，去加工一个为成长所需的心理装置是必需的。不能使用模式，这样一来，患者就像是在用一个原始客体去解决问题，而不是用一些他可以使用的替代品来帮助解决。不能使用模式，是因为精神病人思考得如此具体，以至他会把模式与现实混淆。

比如，一个患有精神病的青春期男孩把桌子上一些动物玩具扔出去，然后，他说他听不见楼上的噪声了，他相信，那里正在开办一所儿童学校。他认为，通过把那些动物扔出去，他也具体地摆脱了那些孩子——不仅从楼上，也从他的内心，同时，也摆脱了分析师。下面这样的解析是不能被这个男孩理解的，这个解析就是："把动物扔掉就如同扔掉一块自己不想要的垃圾，这显示了他是多么想摆脱被唤起的、发自自己内心或来自分析师的嫉妒。因为他很具体地相信自己所做的那些事情。"

而一个神经症患者允许一个不完全准确的解析，并能逐渐弥补缺口，逐渐完善；精神病患者则仅能接受一个非常精确的解析，并且，常常只能以一种非常具体的方式接受。有时，对分析师抱有一种非常施虐的态度，以至病人无法接受不是完全正确的解析。这种施虐元素会使病人对解析的错误部分感到欣喜若狂，这样，就更有理由排除它；患者不能忍受一个不是完全正确、但按照比昂的说法是"在正确的轨道上"的解析。

一个患者可能也会非常密切地倾听分析师讲话的声音，并且，也仅仅是记录而已，而不是语言的内容。如果分析师说话的语调比较焦躁，那么，一个神经症患者会记住这一事实，但仍然可以接受解析；而精神病患者则会认为，分析师所作出的解析是为了把他当做分析师不想要的精神内容的接收器。

通过对于会促进 PS ⟷ D 移动的"挑选出来的事实"保持意识不到的状态，人格中的精神病部分停止心理的整合，但是，这样一来，这个个体会有一种受迫害的感觉，他必须努力为此找到原因。这个努力以及任何被找到的原因，都是被归类为横轴2的现象，因为它是防止真实浮现出来的一种努力，也就是说，被迫害感与拒绝允许它们的整合联系在一起。真正的努力会在这样的患者中发现，他已经意识到了针对分析师的破坏性憎恨，会问自己为什么要这样；并且，希望在自己的抚养经历中，找到导致自己这样的事实，他很乐于对此持批判态度。

当人格的精神病部分面对这些真实的时候，必须同患者一起澄清这些部分的缺陷——即思想装置发生故障的方式。比如，容器－容纳物装置所发挥的作用不是增加而是破坏意义；或者，俄狄浦斯前概念已经被粉碎、破坏，以至含有父母交流概念的俄狄浦斯水平的解析将不能被理解。

幻　觉

幻觉是在没有适宜的外部刺激的情况下，一种生动的感觉性心理印象。比昂认为，幻觉的产生，是感觉器官以颠倒的方式发挥作用的结果——眼睛，仿佛在发出一种视觉印象；耳朵，仿佛在发出一种听觉印象；同样，嗅觉器官，也仿佛在发出一种味觉印象。如果一个边缘性或精神病性的患者说他见到了某件事，这可能并不是他感知到了一个外部事物，而是他正在产生幻觉。

在对一名患有边缘障碍的年轻女士进行的一次精神分析中，她突然把脸转向一边或转向天花板，眼睛睁得很大、嘴角使劲往下拉、面部很扭曲，然后，似乎与两个或更多的几个人在进行活生生的对话。她似乎听得很有兴致，她的脸上呈现出谦逊生动的表情，好像她正在进行一个成功的黄昏聚会。分析师被撂在一边，像个没用的人。她已经全神贯注地投入这个活动中，其观看和倾听的专注度给人一个印象——她正产生幻觉。这种幻觉引发的感觉性信念，使她可以全神贯注，并得到极大的满足。在这个令人激动的世界里，她是被关注的中心，还需要分析师或者别的什么人吗？

上面的这些可以被看做一种明显的幻觉，但比昂指出，"除非协作得到发展，否则，不存在什么观察到的幻觉。"他还指出，难以详细说明，分析师是怎样意识到幻觉正在产生；但是，那是一种分析期间发展出来的情景。比如，当某一时刻，体验到一种针对分析师的敌意的倾泻突然离开，就像被皮毛轻抚了一下又离开，进入了一种新的状态中，此时，分析师就会意识到，患者正产生幻觉。在《有关精神分裂症的注解》中，比昂强调，为了体验这些心理状态（比如幻觉）的发展，分析师努力使那些心理状态得以实现是非常重要的，那是一些前概念还未被饱和的状态，就是说，放弃了记忆和愿望的状态。很可能，幻觉的存在比我们认识到的还普遍。比如，幻觉性形象是青春期女孩严重摄食障碍的共同特征。

幻觉的研究也揭示了精神病人的梦的怪癖特性。最初，精神病人是没有梦的，似乎可以被加工成梦的材料是如此破碎，以至它们就像是心理尿液，从内心渗漏、遗失。直到通过精神分析，进入到克莱因所说的抑郁状态，并开始发展一个完整客体的时候，这类患者才会有梦出现。在精神分析过程中，当这类患者出现梦的时候，他还不能把梦与幻觉分辨开，并且认为，他实际上是把分析师这个人摄入到自己身体里，而现在正是处于在梦里把他排泄出去的过程中。这是一种使人非常痛苦的情景，并且会导致患者进入想自杀的状态，或者其他从比较完整的状态中撤出的状态，因为这种完整状态会引发自毁性的抑郁感。他以一种更强烈的方式，把那些心理材料再度粉碎，因而，已经没有可能把这些碎片再整合在一起。精神病治疗的临床经验已经证实，当患者从抑郁状态恢复回来的时候，自杀的危险再度出现。此时，那些碎片已经聚集到一起，足以使患者相信，他已经破坏了客体，此刻，客体已经被感知为是一个完整的整体。另一个危险，就是无法挽回的二度分裂。

当存在一种向抑郁状态移动的趋势时，由于幻觉的性质会发生变化，所以，比昂将与抑郁状态有关的完整客体，同那些与分裂有关的客体进行了区别；对于后者，他冠之以精神病性幻觉，对于前者，他冠之以"歇斯底里性幻觉"，但是，二者都发生在精神病人中。一个女士在分析师的墙上看到了烟斗，就好像在门口看见了一个鼻子，这些都是幻觉性的碎片。她在另一个场合，也可以认为分析师是她的男朋友。而这就是歇斯底里性幻觉。

精神病人对于犯谋杀罪的恐惧，部分是因为他认为自己已经这样做了；在这种情况下，生命已经被从客体那里取出来，并且，被投射到一个外部客体里面；然后，这些客体可以被体验，比如，被体验为发射电流或其他危险的波形或射线的东西。后者代表了被偷走了的生命力量和性欲。通过感觉受到被破坏的客体的迫害，可以避免体验负罪感。由于她处于某种心态———一种无法忍受挫折并总是想立即排出任何不舒服的感觉的状态，这使人感觉到一种重力的幻觉性卸载，可以被体验为一种精神负担的解除，这种解除可以在肌肉动作的帮助下进行，比如，面部扭曲的表情。无论性质是什么样的，肌肉动作都会对谋杀性攻击的概念施加影响力，就是说，在憎恨和嫉妒感的驱动下，一个真实的行动已经发生。

如果他有一种爱的感觉想对女朋友表达，但他感觉他的努力受挫了，因为他认为，他的双亲已经剥夺了他所需要的、能使他有力量的东西，比如，一个有力量的阴茎。他充满了嫉妒、怨恨和谋杀性的狂怒，这些都是他无法忍受的。然后，他为了把自己的这些感觉卸载，就去攻击某个人或某件事情。它可能仅仅是一种象征意义上的攻击，但是，它具有下面两种效果：一种是猛烈地把这些东西排泄出去；另一种是把它们驱散开，分裂为各种各样的客体。这样一来，他现在就可以"自由"地去爱了，但是，带有一种相对裸露的感觉，并且被谋杀性的、怀有憎恶感的奇异客体所包围。

如果一个患者把他的情感体验转化为幻觉，他会感觉自己已经摆脱了一个问题，尤其是依赖别人的问题。随着幻觉能力的提高，他会相信，他可以生产任何他所需要的东西，他既不需要等待，也不需要依赖任何别的人。贪欲可以被无止境地得到满足。只要他能够避免与现实接触，他就可以维持这种态度。在精神分析中，这种态度会产生一个特殊问题，就是患者会相信对于问题的解决方案存在于幻觉中，这种解决优于分析师的解决方案。也就是说，优于分析师的解析和解析所产生的影响。当患者的幻觉性解决方案无法带来预期的满足时，他会认为，分析师出于嫉妒、竞争和贪婪偷走了他从幻觉中所获得的满足，并且分析师觉得比患者优越。从患者的角度讲，精神分析已经被转化为一种两个竞争对手之间的情景，其中的一个成了优胜者。这需要被解析，以便争论被返回到心灵内部的层面，它是介于患者人格的精神病部分与非精神病部分之间的地带。此外，分析师的解析，也可以被体验为一种对于不想要的材料的卸载，就像患者用他的幻觉完成这样的卸载一样。

在 −K 的情景下可以看到这种情况。此时，一个意义裸露的客体的存在是占优势的，并且，这个客体具有一些道德优势感。它是通过人格的精神病部分维持的，它也表现在团体中，可以在组内，也可以在组外。此时，团体成员充满了以这样的短语表达的信任感："我们知道"或者是"我们最知道"。

《第二种思想》的最后一篇文章是比昂关于思想的理论，这本书对思想的发展与成长进行了概述。

比昂用一种怀有偏见的观点作这篇文章的开头：

> "在这篇文章中，我首先关注的是展示一个理论体系。它类似一种哲学理论，这种理论体系基于哲学家们所关注的以同一事件为条件的事实。它不同于那种哲学理论，那种为了应用而设计的理论，就像所有的精神分析理论那样。"

当然，事实是很多哲学存在于真空里，但好的哲学的产生总是为了解决实际问题，那些问题已经在人类社会中产生。可以举一个例子，就是许多精神分析理论仅仅具有一种使功能紊乱的作用，它们会阻止人们对于精神分析的理解。这是仅有的一次，我们从比昂的文章中（也就是上面这段话）意识到了他对于精神分析理想化的背叛。在对这本书的注释中，他也没有纠正这个观点。

比昂宣称，能用于精神的装置可以被列为以下四个部分：

1. 思想与修改和逃避有关。

2. 投射认同与通过撤离逃避有关，并且，不能与正常的投射认同混淆。

3. 全知。

4. 交流。

全 知 全 能

如果一个人的人格不能忍受挫折——这种不能忍受还没有达到需要把体验从内心排泄出去的程度时，就会发展出"全能"，作为一种等待适宜的认识与前概念匹配的替代品。有一种"这是真理"的全知性断言，不需要从经验中学习，就能知道什么是真理，什么不是真理。

比昂说：

> "全知替代了真与假之间的区别，那是一种独裁的断言——一件事情在道德意义上是对的，另一件是错的。那种拒绝现实以便保证道德的形成的'全知性自负'，是一种精神病的功能。"

交 流

比昂对于"公布发表"（publication）这个词的应用所涉及的，不仅是"使感觉印象可以被用于个人的意识"这一内心目标，也包括使一个人的私有思想成为公用的（public）。很明显，后者包含以一种适于交流的语言去表达一个人的思想，也包含个人的自恋与他的群恋（或者是他对于不可避免地属于其中一员的团体的效忠）之间的内部冲突。比昂说："人这种动物……不能在群体之外获得满足，并且，如果没有欲望的社会性表达，那么将不能满足任何情感欲望。"通过投射认同进行的交流，最初被婴儿用于传达情感状态，并且，如果这种交流成功的话，会导致忍受病态心理特征的能力的产生。这种投射认同与被全能幻想歪曲了的投射认同相反，可以被用于一个人与他人的交流。产生自这种交流法中的容纳者的迫害感，可以用抽象的方式处理，以便与情感元素最贴近的部分拉开距离。它也是团体中的交流方法，比如比昂的基本假定性团体，在这种团体中，精神病元素就是以这种方式交流的。估计非精神病性的情感元素也可以通过这种方法交流。

　　与自己的交流，包括从来自不同感觉状态的数据中找出相关性，以便产生一个常识性的观点。如果这些数据是协调一致的话，就可以体验到一种真实感，这种对于真实感的体验、对于精神的滋养是必需的。心理现实所涉及的是情感材料，而不是感觉数据，在这种情况下产生的相关性，可能导致对于一个特殊客体的共同的情感性观点的产生。如果关于客体的不同观点被结合在一起，并且可以确认所拥有的两个或更多情感是指向同一客体的话，那么，人们就可以体验到一种真实感。

第十四章

无 欲 无 忆

> 一个依恋于一种快乐的人，会使崇高的生活遭到破坏；但是，一个轻轻触摸光阴中的快乐的人的生活，就像不落的太阳。
>
> ——Blake

比昂最具争议的建议之一，就是"分析师应该'没有记忆和欲望'地开始着手精神分析"。在1975年伦敦国际精神分析代表大会上，前任主席 Leo Rangell 就反对这个建议，他说，如果他以这种心绪开始着手一次精神分析的话，他会觉得收费是不正当的。

在一次精神分析的某一时刻，精神分析师有这样的理解："在一系列被夸大了的对患者威胁的背后，是他正遭受的强烈的羞耻感。"那么，现在的问题就是，"这种理解是怎样在分析师的头脑中产生的？"按照比昂的理解，这个过程应该是这样的。首先，在分析师这方面，一种以前没有的体验——羞耻感出现了；从而，羞耻感作为一种情感现实，进入了分析师的情感轨道。这样一来，这种情感体验就不再只是被限制在患者的心理界限内。分析师可能知道一周有几天、泰晤士河有多深、患者家里的亲人有多少，但是，他不能通过这种方法来知道患者的情感体验。现在，分析师正面临的情感体验就是羞耻感。如果这种羞耻感不是分析师之外的，那么，它就会被理解为一种分析师的内部现实。分析师能够理解和把握这个内在现实，是因为分析师在内心深处已经"成为"了它。对于羞耻感的体验的到来，是转化的结果。换句话说，这种领悟的每一个片段都是分析师内心深处一种新的现实所浮现出来的一个征兆；但是，它也是患者的同源性（cognate）变化的一个迹象。

那么现在，当我们说起一种新的现实时，我们谈的是什么呢？比昂说，那是真实的浮现。他用"O"这个术语来代表这个真实（truth）或终极现实（ultimate reality）。O不能被直接了解，但是，当分析师自己亲身经历了羞耻感的那一刻，就会对O有一个间接的了解。只有通过成为O，这种对于O的间接了解才会发生，转化可以使我们能体验和经历到O。比昂把这个过程表示为K → O。

那么，对于羞耻感的体验就代表了O的浮现，但是，用比昂的话说，羞耻感是被"见到的"或被"直觉地感觉到的"。羞耻感本身不是那种能够通过感知而被认识到的事物。你可以看到一个人脸红，并推断出羞耻感的存在，但是，你不能看见羞耻感本身。见到某个人脸红、并推断这个人有羞耻感，与分析师凭直觉感受到羞耻感的存在是完全不同的。前者那种情况是在羞耻感之外，而后者，分析师已经"成为了"羞耻感（或者说，分析师自己也变得有羞耻感了）。一个心理现实，仅能通过"成为"它才能被了解，这是最首要的。我们这里所说的对于羞耻感的理解，适用于悲痛、快乐、嫉妒、爱、恨、感激、卑劣、焦虑和所有的情感。

既然比昂说心理现实仅能通过直觉了解，那么就意味着心理－情感的现实是被直接地领会和理解的，而不是通过感知。比昂主张：感知会堵塞对于心理现实的直觉。既然记忆和欲望都是基于知觉，那么，它们就会堵塞对于心理现实的直觉。通过感觉产生的感知性知觉，不能产生直觉。而那些领悟的时刻，会通过思想内在的创造性活动出现。在 Koestler 的著作《创造性活动》以及 Bernard Lonergan 的著作《领悟》中，已经对这样的时刻进行了详细的研究。这种领悟的经典事例是阿基米德的经历。阿基米德的主人——神庙的君王、锡拉库扎的暴君，给阿基米德一项任务，就是验证别人最近送给他的一个皇冠，是用纯金做的，还是用低级金属——比如银的混合物造出来的。阿基米德知道金的比重，那意味着他知道每单位容积中金的重量，但是，他还无法解决的问题是，怎样计算出带有许多装饰和金银细丝工艺部件的皇冠的体积。如果他可以把皇冠熔化，把它缩小到砖头那么大，这个问题就容易解决了，但这是不能被允许的，那么怎样才能既保证皇冠完好无损，又可以计算出皇冠的体积呢？一天，在公共浴池，阿基米德把身体浸入水中的一瞬间突然意识到，他身体的体积相当于他替换出去的水的量。现在，他知道了算出皇冠的重量和黄金体积的方法了。他弄了一块同等重量的金条，把它放到水里，计算出它所置换出的水的体积，然后，把皇冠也放到水里。那么，如果皇冠是纯金的，它将置换出同等体积的水。我们都知道，当阿基米德"见到"（saw）了这个灵感的时候，他光着身子跑了出去，呼喊着："找到了！找到了！……我得到了它、我得到了它！"

　　既然这种领悟行动是通过体积符号的代数应用而出现的，那么，这个"物体的体积相当于被置换出的水的体积"的领悟，就可以被表示为如下的公式：

$V * b = V * wd$

　　在这里，V＝体积；b＝物体；wd＝被置换出的水。既然体积不是一种可见的东西，如果你先指了指一个体形庞大的人，然后再指一指一个大水桶，并且对一个 5 岁的孩子说，他们是相等的，那么，这个孩子会认为你疯了。所以，体积是一种心理现实。因而，阿基米德的领悟也只有通过被这个（我们称之为体积的）现实所占有，才有可能获得。阿基米德的领悟行动，发生在可见的现实（即物体与水——这里的水，代表被置换出去的水；物体，代表与置换出去的水相当的体积的物体）向心理现实（体积）过渡的那一时刻。

对于阿基米德这一灵感发生时的情感状态，Lonergan 是这么评价的：

> "灵感（insight）突然地、出人意料地降临了。但是，当阿基米德处于一种雕塑家想扮演'思想者'的心境和状态的时候，灵感是不会发生的。灵感的到来是在一瞬间，是在一种很平常的场合，在一个松弛的时刻。"

松弛状态，或用比昂的话说是"幻想"（reverie），或者用弗洛伊德的话说是"自由漂浮性的注意"，最有助于内心进行从感知性现实向心理现实的转换和过渡。依附或依恋于感觉现实，会妨碍这种转换和过渡，因而，会阻塞理解。比昂说得很清楚，不是记忆本身，而是对于记忆的附着依恋会阻塞理解。比昂建议，分析师必须遵循这样一个原则，就是必须让自己脱离那种对于记忆的上瘾性依恋。比昂说，必须放弃对于感知性现实的依恋心态。比如，可以有一种对于"遗忘"的有害依恋——"我不认为遗忘就足够了——所需要的是一种戒除记忆和欲望的积极行动。"又比如，在一种幻想状态中，一个记忆漂浮进入分析师的思想，那么，这个记忆作为一个心理现实的象征是极有意义的。这就是此时此刻至关重要的心理状态。比昂所主张的，非常接近于佛教中的 Nirodha。 Nirodha 意味着，停止对所有瞬间现象的渴望。最常让我们想起的感官生活内容，包括食物、饮品以及其他类似的生活乐趣。无论如何，它也是对于内部想象的印象的依恋，并且，根据我们的临床观察，对于精神世界来说，这些隐藏着的依恋比外界事物更有牵制力。 为了描述这种分析师必需达到的状态，比昂使用了"负能力"（negative capability）这个词，这是一个由 Keat 造出来的词。比昂引用 Keat 写给他弟弟的信中的一段话：

> "除了一篇论文，我与 Dilke 在各方面都没有争论；一些事情在我的心中吻合在一起，并且，一种形成人类成就、尤其是文化方面的什么东西立刻猛烈地撞击着我，那是莎士比亚曾经巨量拥有的东西——我的意思是说：'负能力'，那是一个人能够处于不确定中、处于神秘的谜团中、处于怀疑中，而没有一点竭力找到事实和理由的急躁的时刻。"

比昂所主张的分析师应该努力争取"负能力"，并不是一次分析进行前就需要马上使用的心理准则，而是一种生活方式。

在幻想与心理现实之间存在着一种平衡，就如同精神脱离了对于特别的感知现实的依恋的时候，这使得全部被过渡为心理现实的东西通过象征被展现出来、被认识到，从而导致领悟或灵感的出现。

阿基米德所处理的问题与分析师所面对的问题之间的不同在于，后者是从情感体验中提取解决问题的材料，而前者是从外部世界的物理现实中提取；但是，两者的过程是相似的，这个过程，就是在从知觉向心理的过渡中出现的领悟性的行动。比昂的观点是，记忆和欲望都植根于知觉，而理解或领悟的发生，是通过与心理现实的象征性的一致性。我们在本章的开头部分举了一个例子，来说明羞耻感这种心理现实是怎样浮现出来，并进入分析师的内心的。我们可以确信地断言，这样的领悟是以一种与阿基米德得到灵感相似的方式出现的。我们在此第一次举出一个弗洛伊德的例子，是在《自我与本我》这篇文章中，他在文章中讨论，无意识的事实怎样变成意识的，他突然说：

"我们渐渐明白了的，就如同一个新的发现——仅仅某
些曾经是一个条件刺激性感知的东西，可以成为意识的东
西；并且从'寻求成为意识的'那里起源的（而不是从情感
感觉起源的）任何事情，都试图把自己转化为外部感知。"

撞击着弗洛伊德的认识是，意识是外部感知性的，而内部现实
必须把自己转化成外部感知，才能成为意识。这里，领悟是基于
对内部现实与外部感知之间的本体论区别。当我们讨论阿基米德
的时候，我们注意到，领悟是处于心理现实的范畴之中，这与下面
的两种情况是相同的——即物体和被置换出去的水——这里要表达
的是同一个东西：在无意识现实和意识现实中，存在着一种不变量
（invariant），领悟就依赖于这个不变量。直觉可以抓住两种不同形
式背后的这个不变量。我们举这个例子是为了显示，虽然弗洛伊德
进行工作时使用的材料种类与阿基米德的是不同的；但同时又是怎样
按照同一准则完成领悟过程。我们在比昂那里也可以看到许多领悟
或灵感。比如，为了使内心能够觉察到心理现实，比昂使用了"双目
并用"的形象化比喻，即把意识状态与潜意识状态结合在一起。在这
里，他强调了领悟发生在这样一个时刻——内部现实与外部现实同时
出现的时刻。比昂和弗洛伊德所处理的数据都是情感体验。

这也是为什么比昂会有这样的观点：患者要求治愈的欲望，是一
种精神分析的障碍。治愈或痊愈，实际上是精神分析过程的副产品。
比昂说："把精神分析与'治疗'和伴有改善的'治愈'等同起来的倾向，
是一种警告性预兆——精神分析将受到限制和约束。"所有这样的欲
望都会限制直觉性理解发生的可能性。

比昂的技术性建议是根本而彻底的。贯彻这些建议，需要那种
相当高的内心修养。所需要的简直可以说是一种内部情感的苦行或
禁欲，这可以使自己开放，进入对新的未为人知的领域的探索。

比昂经常谈起一个接受精神分析的人，这个人认为自己是一个"特别适合精神分析"的人。比昂描述了这个患者对他的各种解析的明显接受性，后来，比昂逐渐开始明白，实际上，什么都没有发生。比昂意识到，这个患者在他的治疗室里，正在把自己的口密封住，以便这个患者不会以任何方式被别人打扰，患者正在自己喝自己的尿液。最终，这个患者自杀了。

比昂所关注的事情之一就是这样的问题：为什么某些人似乎理解和同意分析师的解析，但仍然保持着不受精神分析的触动？这些人的一部分，会抱怨有一些不可改变的躯体不适；其他一些人，会发展成心身疾病；还有一些人，就像上面提到的那样，会去自杀。这预示着，对这些人来讲，风险较大的事情不是现在所进行的精神分析，而是那些将会导致试图理解"为什么"的事情。

比昂认为，胎儿身体发育为出生后的生命的这个连续性过程，与心理发育的连续性是平行的。比昂常常引用弗洛伊德的下面这段话："子宫内生命的发展特别具有连续性，给人深刻印象的降生行动这样的休止符，将使我们相信这一点。"比昂设想，在某一点上，胎儿的精神世界开始变得能够意识到不愉快的体验，这些体验的一部分被体验为是精神所无法忍受的，这种程度的痛苦还是不能处理的，可以把这种痛苦从胎儿的意识中分裂出去，以便摆脱痛苦造成的影响。在婴儿降生的时候，这种情况也可以发生，并且，这种分裂出去的状态还被隐藏着；而人格的其他部分还明显适宜地适应家庭和社会的需要，直到后来在生活中可以以精神病或心身障碍的方式表达他们自己为止，这种分裂状态才不再隐藏。换句话说，那些不能忍受的东西，可以在后来、在出生以后、甚至可能在精神分析的影响下，再度浮现出来。

比昂把我们的注意力引向弗洛伊德的"休止符将使我们相信"的措辞上；仿佛实际上那个休止符统治着我们的思想，使我们难以把胎儿的精神生命与出生后的精神生命看做是连续的。我们以一种相似的方式，习惯于把精神和肉体看做是分开的，这是另一个难以接续的休止符。

在《未来论文集》中，比昂通过两个人物——"身体"与"精神"的对话，对两者的关系问题进行了探讨。

精神说：你的词语是从我这里借来的，你是通过横膈膜得到它们的吗？

身体说：虽然词语穿透了横膈膜，但是词语的意义却无法通过。你是从哪里得到痛苦的？

精神说：从过去借来的。可是，意义不能通过屏障。奇怪的是，无论是你想对我表达的意思还是我想对你表达的意思，都无法通过。

身体说：我想送达你的是痛苦的意义。我没想到发出的词语送达了，而意义却遗失了。

比昂用"身心"（soma-psychotic）这个词来描述心身（psychosomatic）的另一面——与身心相反的那一面。但是，从其他人的观点看，是不情愿把它们放在一起的。这是一种原始精神系统，比昂以前在团体研究的专著中曾经提及过；在这个体系中，精神与躯体还没有分化。在这个未分化区域，胎儿可以体验自己那些无法忍受的感觉，并且，甚至在一个非常不成熟的发育阶段，他也可以把自己那些体验为不能忍受的感知或情感上的感觉部分分裂出去。在降生的时候，婴儿已经是不完整的了，但是，没有人注意到婴儿具有这样的才智。

比昂想知道，在人体中，在意识层面显示出来之前，是否有思想或前思想的交流；估计是沿着交感神经或副交感神经系统，或者是内分泌腺系统；尤其是由肾上腺髓质产生的肾上腺素，对于生物体具有激活作用，使生物准备就绪，至少准备好战斗或逃离。这将为这样一种情境提供解释，在这种情景中，一个人会说，他害怕，但是不知道怕什么。

怎样才可能与这部分古老的被分裂出去的区域交流呢？在这个区域，感觉被以一种未改变的方式如此强烈地体验着。比昂给这种感觉起了个名字，叫做丘脑性痛苦或丘脑性恐惧，以代表这种感觉是较高级神经系统发起的、是未改变的。因而，这会不会是一种不可思议的特性？

在《充分利用坏事情》这篇演讲中，比昂问道，为什么把如此多的重点和效力都用在醒觉状态上面，而不是做梦——睡眠状态？我们讨论梦的工作，它涉及梦是怎样形成的，其中包括来自醒觉状态的元素；关于醒觉工作，难道是在唤醒过程中，通过醒觉工作使梦的元素被摒弃为仅仅是一个梦境吗？

比昂说：

> "为什么心理状态是醒着的、有意识的、有逻辑的、被看做是有'关于我们自己的知识的智慧'的？而那只不过是我们智慧的一半而已。当在你的苹果中发现了一只蛆的时候，那是多么的糟糕啊！但没有什么比在苹果中只发现了半只蛆更糟糕的了。所以，我们会发觉，'我们只拥有关于我们自己的智慧的一半'这一发现，是最使人心烦的发现。这就是为什么人们就我们拥有关于我们自己的全部智慧，还是我们倒退到只有智慧的一半——即醒觉的、有意识的、推理的、逻辑的——而存在分歧的原因。"

比昂后期的著作，也显示了他对人们不情愿面对现实、不情愿面对使我们可以与现实接触的方式的关注。他指出，某些咒骂性表达含有一种原始活力，仿佛可以使我们与古老的现实接触。在伦敦劳动阶层的文化中，人人都知道，如果一个男人用手指指向另一个人说"你妈个 × 的"，他们会立刻开始战斗。

在后来的那几年，比昂强烈地意识到，精神分析并没有正在使患者改变。他非常强烈地感觉到，那些看起来似乎已经改变的患者、那些披着"已经被分析过"的外衣的人，骨子里还是没有变。他尤其知道那样一些患者，他们巧妙地模仿分析师，模仿分析师的话、穿着和态度，但是，内心没有改变。换句话说，这种人存在着一种阿尔法功能的缺失，并且，他们的表达是一种贝塔元素的排泄。比昂试图探索这个问题，他对于胎儿生活的探索就是这种努力的一部分。但这个问题，尚未得到解决。

第十五章

终极现实、神秘与既成体制

天文学家的科学以及由这种科学引发的沉思，明确无误地导致我们发现，与那些巨大无边的力量——新星、超新星、黑洞等等比起来，我们是微不足道的。此时，某些人一定会采用一种精神急救敷料，用力地把我们推回去，进入柔和愚昧的舒适之中。你不认为这是可悲的吗？这难道不使你沮丧吗？

——比昂

有三个轴心贯穿着比昂的思想。它们是终极现实、感知现实与心理现实的区别和一个人得到知识的方式。

像我们在第一章中指出的那样，许多分析师回避比昂关于 O 的概念，他把 O 定义为等同于终极现实、神性、真理（或真实、真相）、无限或事物的本来面目。我们认为，比昂并不是从这个概念出发的，而是通过反映在他临床体验中的感觉，来接近和了解这些东西。通过耐心的等待和观察，曙光降临，他看到了事物、理解了事物，但是，所谓的"事物"究竟是什么呢？甚至那些探究他们所感觉到的事物的人，所使用的也是用同样的语言描述临床灵感的、类似宗教的公式。

一位分析师说，"他一直在那儿，我只是突然看到了它。"或者，一位患者会说，"那么，经过5年的精神分析，我终于看到它了！"或者，还有患者会这样说，"从我第一次见到 Rob，我就知道了他的态度，只是现在，我才意识到它。"那么，"它"是什么呢？在第一种情况下，"它"是一种患者不能承受的悲伤；在第二种情况下，"它"代表着患者的施虐；在第三种情况下，"它"代表着患者的不幸。这些都是心理现实（psychic reality）。你不能看见悲伤、触摸悲伤或闻到悲伤。"悲伤"所描述的是一种心理现象。眼泪和葬礼上的黑衣服代表着悲伤，但不是悲伤本身。曾经有这样一个葬礼，那位丧夫的寡妇穿着蓝色女衫裤套装，而牧师穿着白法衣——在这个例子中，悲伤被展示出来，但情感被否认。在这种情况下，就需要更多的时间来了解真相。在不同文化中，心理现实的征象是不同的。我们所看到的眼泪和黑衣服，就是比昂所说的"感知性的东西"，就是说，是通过感官性感觉把它辨别出来。而心理现实，不是靠这种方式进行辨别。同样，施虐和不幸是不能被"见到"的。你无法知道心理现实，除非你"成为"它。西班牙神秘主义者克罗西曾经使用过一个词"天生固有性"（connaturality），并对这个词作了解释。他说，"当被扔进火里的时候，木头还是冷的；然后加热，当它的温度达到与火焰一样的热度时，木头就会爆发出火焰。"我们认为，这是比昂思想的另一种方式的表达。比昂说：

> "精神分析性情境本身、精神分析职业或工作本身，都是被绞在一起的，会刺激起分析师和被分析者的原始和基本情感……这些基本特征——爱、恨、恐惧——加在一起，会急剧地发展到参与其中的两个人——分析师和被分析者，都感到几乎无法忍受的程度。"

那么，为什么尽管这样，比昂还是在进一步探讨这个问题，并且说所浮现出来的并非是不同的心理现实，只有 O——终极现实？每当分析师凭直觉感觉到悲伤或施虐的时候，他就说"就是这个"。换句话说，那就是使行为有意义的东西。这个分析师可能会说，尽管看起来他不在乎他所爱的人的离去，但真相是，他很悲伤。因而，这说明存在着一种对于什么是真相的判断。那么，问题是，符合一种唯一的、可理解的现实的真相是什么呢？比昂的答案想必就是针对这个问题的。

当我们说悲伤或施虐真的存在的时候，我们的意思是，它是有价值的，它不是赝品。因而，真相是事物的品质——与赝品相反，是值得我们尊敬的品质。精神分析中浮现出来的是有真实价值的东西，与欺骗性的表面现象是相反的。所以，O 是比昂专为真相所设的术语；它也是终极性的，因为它不是任何偶然性的事情。

当读到这里的时候，一些人可能会说，这是哲学性的东西，与精神分析无关；但是，比昂对精神分析对象的关心，需要哲学性的沉思和反省。这样理解比昂的思想是贴切的：即关于人的科学所涉及的是一种一元化的现实，但被分为不同学科——经济学、社会学、心理学、人类学——以便可以对细节分别进行研究；但是，一个思想者想了解和洞察的现实只有一个。在内心深处，比昂相信咨询室中所发生的事情，但是，那永远仅仅是深入整个人性的窗口。如果我们把卡尔·马克思叫做经济学家，那就太局限了，因为他也是一个哲学家、心理学家；把达尔文称做生物学家也同样局限，因为他也是一个地质学者、古生物学家、昆虫学者，还有哲学家；那么，我们把弗洛伊德称做神经病学家，当然也是局限的，因为他还是心理学家、社会心理学家和哲学家。所以，就比昂来说，称他为一个精神分析师真是太局限了，因为他也是一个社会心理学家、生物学家和哲学家。这些人全都是思想家，他们的偏离或分歧也是同一法则内的偏离，只不过他们的思想围绕着人类在各个不同维度展开。为了理解精神分析，在思想上必须走出去，进入其他维度；然后，在思想得到滋养之后，再返回到出位点，从那里再度出发，进入宽阔天地……

比昂致力和忠诚于这样的观点：存在着一个绝对的真实，而这个绝对真实从来不能被直接了解。比昂说："宗教的神秘主义很可能非常接近绝对真实体验的表达。"这个终极现实就是精神分析的目标，它是最卓越的，其他事物都只是从它派生出来的。这一观点是比昂思想的核心。就像比昂说的那样，很可能，神秘主义者与终极现实的体验最接近。所以，比昂的思路可能很接近于神秘主义者。他把注意力集中于为对抗这种体验的进入而构筑的防御。

那些抱有科学态度的人会带着轻蔑的态度看待神秘主义。那些初级的神秘主义，只是记录所宣称的与终极现实的密切接触（尽管不是直接接触）的体验。而真正的神秘主义总是强调，这种接触不是感知性的，而是心灵的。这些体验是否可信，只能通过科学探索来回答。机械地拒绝这些体验，是一种偏见。对这个领域的探索是比较困难的，因为实际上有许多冒充为神秘主义者的人其实是骗子；并且，即使是真正的神秘体验，也要披上具有那个时代宗教特征的语言外衣，有时是过分情绪化的东西。所以，想到达那种体验，有许多困难。但无论如何，科学的态度应该是一种对于这些特殊体验的可能性保持开放的态度，从而可以对它们进行检验。

推测比昂对于这样的体验的相信是持开放态度的，我们的工作就是尽可能地接近这样的体验。但是，接近这种体验是通过与他人的亲密关系实现的。精神分析是对这种关系的探索，并且，试图使参与其中的双方都对神秘体验保持开放。比昂把精力集中于这样的一些元素——一些妨碍两个人接近那些体验的元素。不可避免的结论是：比昂的思想适合于促进神秘体验的产生。

对于"分析师怎样穿透感知层面进入心理现实"这样的问题，比昂的回答是，他会等待，等待到一种模式开始浮现，然后他直觉地感觉到心理现实。

说谎者和说谎，是与 O 密切相关的另一个主题。当真实浮现的时候，它并不介意由谁讲出来——是分析师或患者、儿童或成人、坎特伯雷大主教或萨达姆侯赛因、斯大林或丘吉尔、信奉克莱因或科胡特的人。当我们看到某些装饰着中世纪教堂的绝妙的雕像时，我们不知道那些创作雕像的雕塑家是谁，他们仍然是匿名的、不为人知的。这种"不为人知"是那个时代的文化特征；反观现代，个人崇拜甚嚣尘上，创造者非常荣耀，"赢得赞美"常常成为竭尽全力要达到的目标。真实需要一个话筒，但它也可以是"不为人知(或匿名的)"的。但是，一个以保护虚荣心为目的的谎言，是不可思议的，除非他是一个自命不凡的人，除非他需要一种听众把自己捧上天。比昂认为，个人只是真实的载体。我们常常不愿倾听一些真理，因为那是我们不喜欢的人说出来的。对事实保持不带偏见的开放态度，是一项非常难以实现的任务。

后 记

　　我们写作精神分析方面的文章时，最困难的就是我们使用的一个词，对一个人是这个意思，对另一个人来讲，就是另一个意思。比如，克莱因学派的学者，对于破坏性力量就非常警觉。一个克莱因学派的学者，会经常发现这种破坏性力量，而其他流派的人却没意识到。我们把其他流派叫做乐观派分析师——希望这不会引起争议，他们代表任何意识不到、但已经被克莱因学派学者注意到的破坏性力量的分析师。我们可以推测，乐观派分析师对这些破坏性力量视而不见。然后，他们可能会选择那些有利于乐观的东西，拒绝那些有破坏性特点的东西。我们讲这些，是为了推荐比昂对于"所怀有的希望"所作的注释；我们所怀有的希望，仅仅是一个希望，是一个在比昂看来被暂存在曲解、怨恨、幻觉和妄想中的希望。比昂说，上述的任何情况，都可以成为一个富有成果的思想的种子。当一个人停止对于曲解、憎恨、幻觉或妄想的视而不见的时候，他就能够看到植物在麦堆中生长。

　　让我们从曲解开始。"曲解"这个词，意味着"有些事情"已经被曲解了。我们假定，这些"事情"是真的、也是好的。被曲解，提示在某些方面，人格的发展和个人的创造力受到了损伤。但是，如果这些"事情"没有被曲解，将有利于人格的发展。因而，必须寻找事物的真相，尽管真相已经被歪曲地呈现着。一名女士从观看一名男士的小便中获得极大乐趣，并且确信她已经尽可能多地观察了这种行为。

她是出版社的一名编辑，但是她有一个强烈的愿望，就是自己写一本书。尽管她在文学方面有很好的天赋，但她陷入了一种自卑模式中，所以，还是做她的编辑。自己写本书的愿望本身，代表了一种自我实现的愿望，这种愿望以一种男人排尿的象征方式表达出来。在她得到出版社工作的时候，她得到过与别人合写一部剧的机会。但是，她为当初没有抓住这个机会而异常后悔，并且认为，要不是15年光阴的虚度，现在她该是一位非常知名的作家了，为此，她感到极其痛苦。其实，如果不体验这些痛苦的遗憾，她将无法实现她写作的愿望。在曲解中，那些愿望被看成愉快的东西，而痛苦的元素被驱逐到意识之外。不过，在曲解中，也有一些健康愿望的种子，那是随着精神分析的进行而呈现出来的与性背景相隔离的东西。

曲解的真实，也是幻觉的真实、妄想的真实，甚至也是不能容忍的疯狂的真实。我们不能对此一一举例，我们仅举一个历史上关于哥伦布的例子。哥伦布是一个极其浮夸的人。他留在西班牙伊莎贝拉王宫做朝臣8年，他与女王争辩，说服她为自己的远征梦——远征南亚次大陆提供资金，最终，女王给了他几条船和一些资金，还赐予他宠爱和保护。哥伦布要求，如果远征成功，就必须授予他为他所发现和为西班牙占领的所有大陆及岛屿的首席总督；被授予海洋世界舰队司令；获得在他权力下的领土所发现的所有财富的十分之一；拥有他所发现并征服的领土八分之一的唯一所有权；并且，所有这些权力和头衔，都将可以被自己的子孙继承。最初，哥伦布的这些要求遭到拒绝，被看做是无耻和疯狂的。后来，他还是赢得了国王和王后的同意，批准了他的所有请求。在更早的时候，一个皇家调查团对他的计划横加挑剔，并宣称他的想法没有基础。他没有什么合理的理由可以继续和他们辩论。他所拥有的全部根据，就是通向次大陆海路的内部想象和他自己坚如磐石的信念。如果是今天的一个精神病学家对他进行检查时，那么大概会说他有幻觉。但是，这个"幻觉"却是个真理。哥伦布离开西班牙海岸，经海路向西，他将到达次大陆；可是，他没有到达次大陆，而是到达了美洲大陆。他再次陷入幻觉之中，但是，在这个幻觉中有真理；并且有趣的是，伊莎贝拉王后有一个直觉，就是哥伦布所有的这些疯狂中存在着真理的种子。

比昂相信，真理的种子、创造性观念的胚芽常常被包藏在疯狂之中。比昂说，在精神病过程中，可变量被凝固成常量。在刻板僵化的观念中，在一个僵硬的外表之下，隐藏着充满灵活的创造性想象力的发现的"黎明"。

在不同的章节中，我们都强调了 O 的重要性。O 代表真实，可以通过科学、宗教或艺术媒介来了解。O 的不同侧面要通过这些不同的媒介来了解。当 O 在精神分析过程中浮现出来的时候，就可以与终极现实接触了，与终极现实的接触，点亮了科学、宗教和艺术探索的明灯。比昂以精神分析为媒介与 O 接触，但是，他最关心的是 O，而不是通向 O 的载体。他所关心的，是深入到生命存在的动力性源泉的东西。乔治·埃利奥特在《米德尔马齐》的"立德盖特"那一章所说的，也适合于用来评价比昂：

"就他来说，他已经抛弃了所有基于无知的没有价值的发现；他迷恋的是那些需要付出很大努力才能得到的发现——那才是真正有鉴赏力的研究！对于研究对象，先暂时假设出一个框架，逐渐调整，使关系越来越精确。他想做的是，洞悉影响着人的痛苦与欢乐的细微过程中那些未被知晓的部分；洞悉那些作为极度痛苦、狂躁和罪恶的第一个潜伏所的无形通道；洞悉那些决定幸福和不幸的意识增长的精美的平衡和转换。"

比昂通过"显微镜"观察细微的信号，通过"望远镜"观察我们遥远的过去。他最后那本高深莫测的著作《未来论文集》，很可能表达了比昂最关注的东西。

《未来论文集》是一部小说体著作，在这部书中，比昂以一种完全不同于他以往的科学专著中的方式，表达自己的理论和观念。在这本书的一章里，他这么说："我被一种不可抗拒的力量驱使着，去寻找谎言中的庇护所，偶尔伪装成谎言的真理，在指间轻轻滑过。"这是他自己的史诗——《埃涅伊德》。这是一种尝试，不仅尝试着把他的观念传达给精神分析师，也传达给具有接受性的范围广泛的听众。比昂认为，对于理解心理现实来讲，精神的能力是极其有限的。比昂追随和坚持柏拉图的观点：思想是固有的，不依赖于思想者而存在。一旦设定思想者是固有的，就会立即出现强制性限定，就如同在道德和时间层面，依据过去和现在、空间和因果关系，限定出真相与谎言的两极一样。

这样做有一种内在的困难，即相信、甚至想象有一个没有思想者的广阔的思想世界，这个思想世界的存在不受我们正常的理性思想程序的限制。这种理性思想，对于所跨越的现实谱系来说，是太不适当了。因而，凭借这样的思想，不能认识被隐藏于无形的无限之中的现象背后的模式。很可能，这些隐藏在现象背后的模式，仅能在艺术、音乐和诗歌的暗示中寻觅到一点踪迹。精神分析的各种理论，包括性、攻击、竞争以及俄狄浦斯情结本身，也都是不重要的；它们也是隐藏在背后的模式的一种表面现象。

与这种巨大的非感知性思想领域的接触，所产生的体验的强度是如此强大，以至会强大到无法忍受的程度。各种防御机制会立即被启动，以便提供一个盔甲，去抵御对于这种无限度的非感知性思想领域的进一步认识。神话里就有许多阻止扩展知识的例子。比如，上帝禁止亚当和夏娃接近智慧树；当俄狄浦斯发现了真相时，对自己的惩罚；希律犹太王命令，杀死所有两岁以下的儿童，想借以杀死尚处于襁褓中的耶稣。

这本书涉及那种局促不安，那种每当我们受到与非感知性思想世界接触的威胁时，局促不安的感觉都会涌上心头，因为非感知所能理解的痛苦，在感觉上是无法忍受的。

我们的思想被感知性现象完全占据了，以至我们将难以理解非感知性现实。比如，可见的图像已经占据了我们的思想，以至它已经限制了我们掌握心理现实的能力。我们需要以一种方式，一种类似于笛卡尔数学发现，通过揭示功能和两个变量的关系把数学从可见的几何形式中解放出来的方式，来摆脱这样的束缚。恰恰是由时空和因果关系概念构成的现实，限制了我们所能理解的事物。

对于未知的无法忍受以及急切地想抓住对事物解释的需要，窒息了接近真实的机会。有时候，人们会感觉到，当真理的种子就要生出小苗的时候，他们会认为自己就要崩溃了。我们可能会像别人一样，通过成为一个艰苦的、心智健全的囚犯而得到庇护。我们都受制于人类理性思想的限制，这种思想依附于一种绝对完美的事物，比如上帝；在这种情况下，可变的事物就被永恒所取代。

在《未来论文集》中的第三部分——《遗忘的黎明》中，比昂讲述的是，一个拥有开放和认知潜力头脑的人怎样学会成为遗忘比较重要的现实的人，怎样快速地学习适应——适应一些因人造的逻辑（包括法律以及限制性的时空框架）而自满的人所固有的僵化。这本书是对于充盈着早熟的知识、体验、荣誉和自我陶醉式的满足、一次从生到死的旅程的记述。观念变得僵化了，就像一副骨架或身体患了关节炎关节都残废了似的。通过这些方法，把生命中的生命力都挤榨了出来。这种刻板僵化，会表现在公共机构中；这样的机构会运用它们的规则，把生命从作为他们根基的理智中挤压出来。个人实际上成了一个机器人，或者是采用别的什么方式进行抵抗。这与一个到了临盆期的胎儿很相像，他会感觉到在受限制的产道里如此受挤压，以至他不得不发动出生这一个过程。

对于精神生活来说也一样，无数的挤压性力量可能会激发一种反作用力或反叛，去冲破这种束缚。那种所谓的精神崩溃，可能是冲破或挣脱束缚的一种表现。对于个人或与他亲近的人——家人、朋友、熟人来说，挣脱的过程不太可能是舒服的。

原始观念深藏于我们内心，那是一种原始的混沌。我们总是带着它们，就如同我们带着一些以黏液膜的形式存在的"原始汤"，它们覆盖在我们的消化道和呼吸道，并且"滋润"着我们的眼睛和生殖系统。恰恰就是这一"滋润"，使我们能闻、能看、能生育。但是，如果原始汤的滋润超过了需要，就会使我们无法看到、无法闻到我们周围的世界。

那些原始的东西可以给我们带来生命活力，并且，往往以原始语言——咒骂性语言来表达。在感觉或观念上，内心现实不是文明的、礼貌的、讲道理的或考虑周到的。儿歌就表达出了原始生命力。古弦被弹拨，生命活力就会被释放出来。这美妙的古老韵律，可以穿透使世界晦暗难解的障碍和屏蔽。

区分，比如身体和精神、个体与团体、日与小时和时间，都会在区分开的这些部分之间形成障碍屏幕或节律的休止，而在这些分裂之间架设桥梁是很困难的。

为了表达这些原始的含义——发自终极现实的震动，一个精力足够充沛的屏幕的等价物还是必需的；但是，不能是通过否认它或者说"啊，这个我知道"这种表面化的接受，来破坏意义。无论在精神分析还是在其他领域，"是的，这个我知道"这句话所反映的含义，对任何探索性尝试都是致命的。"我们最了解"这句话，会扼杀独创性。

比昂把他的注意力直指对于思想的普遍束缚、束缚的表现方式以及与排除它有关的焦虑。在精神分析过程中，这些阻抗和恐惧都会显示出来。

一些较强烈的内心现实，会通过感觉装置的原始前体传达给我们——某些"振动"可以经由体液到达视觉核或听觉核。可能不是通过通常的方式表达，可能更像一个幻觉；在这种情况下，马上会有一种把它抛弃的倾向，因为它全是"胡说"。为避免这种情况，就必须观察事实，无论它需要重复多少次，观察到一种模式开始浮现出来为止。这是弗洛伊德曾经追随过的 Charcot 的建议。

但是，如果模式开始浮现的话，那可能是使人恐惧的，显示出残忍、贪婪、莽撞的破坏以及同类相残的冲动。因而，继续探索的愿望在刚开始的时候就被冻结了。然后，我们迅速删除我们的对于现实的意识，沉沦、退缩回我们的全知性自我满足之中。

比昂鼓励我们离开这种心理的舒适，去冒险进入未知的世界、去面对恐惧。

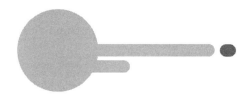

比昂生活年表

1897	Born, 8 September, in Muttra in the United Provinces of India, where his father was an irrigation engineer.
1905-15	Bishop's Stortford College.
1916-18	Served with the Royal Tank Regiment. Awarded the Distinguished Service Order and Legion d'Honneur (Chevalier) and mentioned in Dispatches.
1919-21	Queen's College, Oxford.
1924-30	University College Hospital, London, where he was award-ed the Gold Medal for Surgery.
1933-39	Secretary to the Medical Section of the British Psychological Society.
1940-45	Psychiatrist, Davy Hulme Military Hospital and Chester Military Hospital. Officer in charge, Northfield Military Hospital training wing. Senior Psychiatrist, War Office Selection Board.
1945-6	Chairman of the Executive Committee, Tavistock Clinic, London.
1946	Chairman of the Medical Section of the British Psychological Society.
1956-62	Director, London Clinic of Psycho-Analysis.
1962-65	President, British Psychcf-Analytical Society.
1966-68	Member, Training Committee, British Psycho-Analytical

思
想
等
待
思
想
者

	Society.
	Chairman, Publications Committee, British Psycho-Analytical Society.
	Chairman, Melanie Klein Trust, British Psycho-Analytical Society.
1968	Moved to California to teach.
1968-79	Travelled widely in South America and Europe, lecturing and supervising.
1978	Honorary Member, Los Angeles Psycho-Analytic Society.
1979	Honorary fellow, A.K. Rice Institute.
	Died, 8 November, in the John Radcliffe Hospital, Oxford, of acute myeloid leukemia.

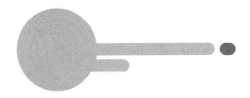

比昂著作年表

| 1940 | 'The war of nerves', in E. Miller and H. Crichton-Miller (eds), *The Neuroses in War,* London: Macmillan. |

1940   'The war of nerves', in E. Miller and H. Crichton-Miller (eds), *The Neuroses in War,* London: Macmillan.

1943   'Intra-group tensions in therapy: their study as the task of the group', *The Lancet*, 27 November.

1946   'The leaderless group project', *Bulletin of the Menninger Clinic,* 10 (May).

1948   'Psychiatry at a time of crisis', *British Journal of Medical Psychology* 21.

1948-51   *Experiences in Groups, Human Relations, I-IV;* subsequently London: Tavistock Publications [see 1961 below].

1950   'The imaginary twin', presented to the British Psycho-Analytical Society (November) [Bion's membership paper]; *International Journal of Psycho-Analysis* (1955) and in *Second Thoughts* [see 1967 below].

1952   'Group dynamics: a review', *International Journal of Psycho-Analysis* 33; also in Melanie Klein, Paula Heimann and E. Money-Kyrle (eds), *New Directions in Psycho-Analysis* [see 1955 below] and in *Experiences in Groups* [see 1961 below].

1953   'Notes on the theory of schizophrenia', presented at the Eighteenth International Psycho-Analytic Congress; also in *International Journal of Psycho-Analysis* 35 (1954); also in *Second Thoughts* [see 1967a below].

1955	'Language and the schizophrenic patient', in Melanie Klein, Paula Heimann and E. Money-Kyrle (eds), *New Directions in Psycho-Analysis,* London: Tavistock Publications.
1956	'Development of schizophrenic thought', *International Journal of Psycho-Analysis* 37 (1956); also in *Second Thoughts* [see 1967a below].
1957a	'Differentiation of the psychotic from the non-psychotic personalities', *International Journal of Psycho-Analysis* 38 (1957) ; also in *Second Thoughts* [see 1967a below].
1957b	'On arrogance', presented at the Twentieth International Psycho-Analytic Congress, Paris; also in *International Journal of Psycho-Analysis* 39 (1958) and in *Second Thoughts* [see 1967a below].
1958	'On hallucination', *International Journal of Psycho-Analysis* 39 (1958); also in *Second Thoughts* [see 1967a below].
1959	'Attacks on linking', *International Journal of Psycho-Analysis,* 40; also in *Second Thoughts* [see 1967a below].
1961	*Experiences in Groups,* London: Tavistock Publications.
1962a	'A theory of thinking', *International Journal of Psycho-Analysis,* 53; also in *Second Thoughts* [see 1967a below].
1962b	*Learning from Experience,* London: William Heinemann, Medical Books; reprinted London: Karnac Books, 1984; also in *Seven Servants* [see 1977a below].
1963	*Elements of Psycho-Analysis*, London: William Heinemann, Medical Books; reprinted London: Karnac Books, 1984; also in *Seven Servants* [see 1977a below].
1965	*Transformations,* London: William Heinemann, Medical Books; reprinted London: Karnac Books, 1984; also in *Seven Servants* [see 1977a below].
1966	'Catastrophic change', *Bulletin 5,* British Psycho-Analytical Society; also in *Attention and Interpretation* (Chapter 12) [see 1970 below].
1967a	*Second Thoughts,* London: William Heinemann, Medical Books [contains the papers indicated above, together with a 'Commentary'].
1967b	'Notes on memory and desire', *The Psychoanalytic Forum* 2(3) (Los Angeles, California).

1970	*Attention and Interpretation,* London: Tavistock Publications; reprinted London: Karnac Books, 1984; also in *Seven Servants,* [see 1977a below].
1973	*Brazilian Lectures, 1,* Rio de Janeiro: Imago Editora; also in *Brazilian Lectures* [see 1990 below].
1974	*Brazilian Lectures, 2,* Rio de Janeiro: Imago Editora; also in *Brazilian Lectures* [see 1990 below].
1975	*A Memoir of the Future, Book One: The Dream,* Rio de Janeiro: Imago Editora; also in *A Memoir of the Future* [see 1991 below].
1976a	'Emotional turbulence', paper given at the International Conference on Borderline Disorders, Topeka, Kansas (March); published in the book of the conference (New York: International Universities Press, 1977); also in *Clinical Seminars and Four Papers* [see 1987 below].
1976b	'On a quotation from Freud', paper given at the International Conference on Borderline Disorders, Topeka, Kansas (March); published in the book of the conference (New York: International Universities Press, 1977); also in *Clinical Seminars and Four Papers* [see 1987 below].
1976c	'Evidence', *Bulletin 8,* British Psycho-Analytical Society; also in *Clinical Seminars and Four Papers* [see 1987 below].
1976d	Interview with Anthony G. Banet Jr, published in *Groups and Organization Studies,* 1(3).
1977a	*Seven Servants,* New York: Jason Aronson [contains the four books indicated above].
1977b	*A Memoir of the Future, Book Two: The Past Presented,* Rio de Janeiro: Imago Editora; also in *A Memoir of the Future,* [see 1990 below].
1977c	*Two Papers: The Grid and Caesura* [originally presented as talks to the Los Angeles Psycho-Analytic Society, in 1971 and 1975, respectively] Rio de Janeiro: Imago Editora; new edition London: Karnac Books, 1989
1978	*Four Discussions with W.R. Bion,* Strath Tay, Perthshire: Clunie Press.
1979a	*A Memoir of the Future, Book Three: The Dawn of Oblivion,* Strath Tay, Perthshire: Clunie Press; also in *A Memoir of the*

思
想
等
待
思
想
者

Future [see 1990 below].

1979b   'Making the best of a bad job', *Bulletin 20,* British Psycho-Analytical Society; also in *Clinical Seminars and Four Papers* [see 1987 below].

1980   *Bion in New York and Sao Paulo,* Strath Tay, Perthshire: Clunie Press.

1981   *A Key to a Memoir of the Future,* Strath Tay, Perthshire: Clunie Press; also in *A Memoir of the Future* [see 1990 below].

1982   *The Long Week-End -1897-1919,* Abingdon: Fleetwood Press.

1985   *All My Sins Remembered and The Other Side of Genius,* Abingdon: Fleetwood Press.

1986   *Seminari Italiani,* Rome: Borla [published in Italian only].

1987   *Clinical Seminars and Four Papers,* Abingdon: Fleetwood Press.

1990   *Brazilian Lectures,* Karnac Books [a new one-volume edition of the two books listed above].

1991   *A Memoir of the Future,* London: Karnac Books [a new one-volume edition of the two books listed above].

1992   *Cogitations,* London: Karnac Books.

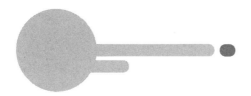

参 考 文 献

Blaedel, N. (1988) *Harmony and Unity: The Life of Niels Bohr,* Madison, WI: Science Tech Publishers.

Blake, W. (1972) 'Eternity', in *Blake: Complete Writings*, Oxford: Oxford University Press.

Bleandonu, G. (1994) *Wilfred Bion: His Life and Work, 1897-1979.* London: Free Association Books and New York: The Guilford Press.

Bonham Carter, V. (1965) *Churchill as I Knew Him,* London: The Reprint Society.

Casement, P. (1990) *Further Learning from the Patient,* London: Routledge.

Davies, P. (1984) *God and the New Physics,* London: Penguin.

Dostoevsky, EM. (1978) *Crime and Punishment,* Harmondsworth: Penguin.

Eliot, G. (1973) *Middlemarch,* Harmondsworth: Penguin.

Fish, FJ. (1962) *Schizophrenia,* Bristol: John Wright & Sons.

Flavell, J.H. (1963) *The Developmental Psychology of Jean Piaget,* New York: Van Nostrand Reinhold.

Freud, S. (1971a) *Pre-Psycho-Analytic Publications and Unpublished Drafts: The Standard Edition of the Complete Psychological Works of Sigmund Freud, Vol. I,* London: Hogarth Press and the Institute of Psycho-Analysis; New York: Macmillan.

____(1971b) *The Interpretation of Dreams and On Dreams: The Standard Edition of the Complete Psychological Works of Sigmund Freud, Vol. V,* London: Hogarth Press and the Institute of Psycho-Analysis; New York:

Macmillan.

_____ (1971c) *Five Lectures on Psycho-Analysis, Leonardo and Other Works: The Standard Edition of the Complete Psychological Works of Sigmund Freud, Vol. XI,* London: Hogarth Press and the Institute of Psycho-Analysis; New York: Macmillan.

_____(1971d) *The Ego and the Id and Other Works: The Standard Edition of the Complete Psychological Works of Sigmund Freud, Vol. XIX,* London: Hogarth Press and the Institute of Psycho-Analysis; New York: Macmillan.

_____ (1971e) *An Autobiographical Study, Inhibitions, Symptoms and Anxiety, Lay Analysis and Other Works: The Standard Edition of the Complete Psychological Works of Sigmund Freud, Vol. XX,* London: Hogarth Press and the Institute of Psycho-Analysis; New York: Macmillan.

Fromm, E. (1972) *Psychoanalysis and Religion,* New Haven, CT: Bantam Books-Yale University Press.

Grosskurth, P. (1985) *Melanie Klein: Her World and Her Work,* London: Hodder & Stoughton.

Hoffman, E. (1991) *Lost in Translation,* London: Minerva.

Hughes, T. (1982) 'The thought fox', in *Selected Poems,* London: Faber & Faber.

Huxley, A. (1980) *The Perennial Philosophy,* London: Chatto & Windus.

Kant, I. (1956) *Critique of Practical Reason,* Indianapolis and New York: Bobbs Merrill.

Koestler, A. (1975) *The Act of Creation,* London: Picador, Pan Books.

Lonergan, B. (1958) *Insight,* London: Darton, Longman & Todd.

Magagna, J. (1994) 'The eye turned inwards', in Luigia Cresti Scacciati (ed.) (1996) *Contrappunto,* Florence: Associazione Fiorentina di Psicoterapia Psicoanalitica.

Matte Bianco, I. (1975) *The Unconscious as Infinite Sets: An Essay in Bi-Logic,* London: Duckworth.

Murdoch, I. (1992) *Metaphysics as a Guide to Morals,* London: Allen Lane, Penguin.

Newman, J.H. (1876) *Parochial and Plain Sermons,* Vol. 5, London, Oxford and Cambridge: Rivingtons.

Orwell, G. (1972) *The Road to Wigan Pier,* Harmondsworth: Penguin.

Pines, M. (1987) 'Bion: a group-analytic appreciation', in *Group Analysis,* Vol. 20, Part III, pp. 25-62.

Poincaré, H. (1952) *Science and Method,* New York: Dover Publications.

Read, H. (1974) *A Concise History of Modern Painting,* London: Thames & Hudson.

Reeves, J.W. (1965) *Thinking about Thinking,* London: Seeker & Warburg.

Russell, B. (1993) *Introduction to Mathematical Philosophy,* London: Routledge & Kegan Paul.

Schmandt-Besserat, D. (1992) *Before Writing: From Counting to Cuneiform,* Austin: University of Texas Press.

Solovyov, V. (1918) *The Justification of the Good,* London: Constable.

Vygotsky, L.S. (1975) *Thought and Language,* Cambridge, MA: MIT Press.

Weizsacker, C.F.F. von (1973) Introduction to G. Krishna, *The Biological Basis of Religion and Genius,* London: TUrnstone Press.

Whitehead, A.F. (1958) *An Introduction to Mathematics,* Oxford: Oxford University Press.